RÉGIME CKD

COOKBOOK

pour débutants

La Ressource Ultime Pour Les Repas Et Les Recettes De Rajeunissement Des Reins Avec Un Minimum De Sodium, De Potassium Et De Phosphore (Programme De Régime De 28 Jours Inclus)

Daniel Lemaitre

Copyright 2024 - Tous droits réservés.

A propos de l'auteur

Daniel Lemaitre est né à New York en 1992. Il est chef cuisinier et nutritionniste aux États-Unis. Il est diplômé du College of Nutrition and Food Science de l'Université de North Texas. Ce livre fait partie de sa passion pour l'écriture.

Table des matières

INTRODUCTION

Vous ou l'un de vos proches êtes atteint d'insuffisance rénale chronique (IRC) et avez du mal à maintenir un régime alimentaire sain ? Ne cherchez pas plus loin que le CKD Diet Cookbook for Beginners. Ce guide complet regorge de délicieuses recettes adaptées aux besoins des personnes atteintes d'insuffisance rénale et pauvres en sodium, en potassium et en phosphore - des éléments essentiels pour toute personne atteinte d'insuffisance rénale chronique. Du petit-déjeuner au dîner en passant par les en-cas, ce livre de cuisine contient tout ce dont vous avez besoin pour suivre votre régime. De plus, il contient de précieux conseils pour planifier les repas et faire les courses. Ne laissez pas la maladie rénale chronique vous empêcher de savourer des repas savoureux et nutritifs. Procurez-vous dès aujourd'hui le livre de recettes du régime CKD pour les débutants !

LA MALADIE RÉNALE CHRONIQUE ET L'ALIMENTATION

L'insuffisance rénale chronique (IRC) est une maladie chronique dans laquelle les reins sont endommagés et ne parviennent plus à filtrer correctement le sang. Les déchets et les liquides s'accumulent alors dans l'organisme, ce qui peut entraîner divers symptômes et complications. L'IRC peut être causée par plusieurs facteurs, notamment l'hypertension artérielle, le diabète et certaines maladies génétiques. Il est important de traiter la maladie rénale chronique en modifiant le mode de vie, en prenant des médicaments et en suivant d'autres traitements afin de ralentir sa progression et de prévenir d'autres lésions rénales.

L'insuffisance rénale chronique (IRC) est un problème de santé mondial qui touche des millions de personnes. Selon l'Organisation mondiale de la santé, environ 10 % de la population mondiale souffre d'une maladie rénale chronique. Dans certains pays, l'insuffisance rénale chronique est responsable d'une proportion importante de décès et de handicaps. Par exemple, aux États-Unis, l'insuffisance rénale chronique est la neuvième cause de décès. En outre, la maladie rénale chronique fait peser une charge importante sur les systèmes de santé en raison des coûts de traitement et de gestion. En comprenant la prévalence et l'impact de la maladie rénale chronique dans le monde, les professionnels de la santé et les décideurs politiques peuvent allouer efficacement les ressources et développer des stratégies pour faire face à ce problème de santé publique.

Le diagnostic précoce et la prévention jouent un rôle clé dans le traitement efficace de l'insuffisance rénale chronique (IRC). En détectant la maladie rénale chronique à un stade précoce, les prestataires de soins de santé peuvent intervenir pour ralentir la progression de la maladie. Cet objectif peut être atteint grâce à un dépistage régulier et à une surveillance régulière de la fonction rénale chez les personnes à haut risque, telles que les diabétiques ou les personnes souffrant d'hypertension artérielle. En outre, la sensibilisation aux facteurs de risque modifiables, tels que le tabagisme et l'obésité, peut contribuer à prévenir le développement de la maladie rénale chronique. En donnant la priorité au diagnostic précoce et à la prévention, les systèmes de santé peuvent réduire la charge que représente la maladie rénale chronique pour les individus et la société.

Le traitement et la prévention de l'insuffisance rénale chronique (IRC) nécessitent une approche globale. Outre les tests réguliers et la surveillance de la fonction rénale, plusieurs mesures peuvent être prises pour traiter et prévenir l'insuffisance rénale chronique. Tout d'abord, il faut maintenir un mode de vie sain, ce qui implique une alimentation équilibrée pauvre en sel et en graisses saturées, une activité physique régulière et l'absence de tabagisme et de consommation excessive d'alcool. Ensuite, les personnes souffrant de diabète ou d'hypertension artérielle doivent travailler en étroite collaboration avec leurs prestataires de soins de santé pour gérer efficacement ces affections, qui sont la principale cause des maladies rénales chroniques. Enfin, les initiatives de santé publique devraient viser à accroître la sensibilisation à la maladie rénale chronique, à promouvoir la détection précoce grâce à des programmes d'éducation et de dépistage, et à garantir l'accès à des services de santé abordables pour tous, en particulier pour les personnes les plus exposées au risque de développer une maladie rénale chronique.

L'insuffisance rénale chronique (IRC) est une maladie dans laquelle les reins sont endommagés et ne peuvent plus filtrer le sang correctement. Le régime alimentaire joue un rôle clé dans le traitement de l'insuffisance rénale chronique, car certains aliments peuvent aggraver les lésions rénales, tandis que d'autres peuvent contribuer à ralentir la progression de la maladie. Un bon régime alimentaire pour la maladie rénale chronique comprend généralement une réduction de la consommation de sodium, de potassium et de phosphore, ainsi qu'une limitation de la consommation de protéines et de liquides. Un régime pauvre en ces nutriments peut réduire le stress sur les reins, prévenir les complications et améliorer l'état de santé général. Il est important de travailler avec votre médecin pour élaborer un plan nutritionnel personnalisé qui réponde à vos besoins et à vos objectifs individuels.

CHAPITRE 1

Petit déjeuner

1.   Coquilles d'œufs au four

INGRÉDIENTS :

Oignon (1/3 tasse)

12 œufs

Poivron

Bacon (6 tranches)

Champignons (1/3 tasse)

Poivre noir (¼ cuillère à café)

PROCÉDURES :

1. Allumez la cuisinière ou le four. Après avoir graissé la plaque et l'avoir remplie de moules en papier ou en silicone, vous aurez un moule à muffins prêt à l'emploi, avec un total de 12 moules individuels. Vous pouvez également huiler les moules en papier.

2. Pour rendre l'oignon haché transparent et lui donner une teinte dorée, le faire cuire à la cocotte pendant environ 15 minutes. Réserver.

3. Bien battre les œufs à l'aide d'un fouet. Ajouter un peu de poivre noir moulu pour donner du goût.

4. Faites cuire le bacon dans une autre poêle à feu doux jusqu'à ce qu'il atteigne le niveau de croustillance souhaité. Retirez-le de la poêle et placez-le dans un endroit où il pourra refroidir. Une fois qu'il a atteint la température ambiante, le bacon doit être coupé en petits morceaux.

5. Ajouter aux œufs battus le bacon émietté, les champignons en tranches, le poivron en dés et l'oignon cuit. Remuer les ingrédients pour s'assurer qu'ils sont tous combinés de la même manière.

6. Verser le mélange d'œufs en couches égales dans le moule à muffins préparé, en remplissant chaque tasse aux trois quarts environ de sa capacité.

7. Placer la plaque à muffins dans le four préparé et cuire pendant environ 20 à 25 minutes, ou jusqu'à ce que les coquetiers aient atteint la consistance souhaitée et que le dessus ait pris une légère couleur dorée.

8. Sortir les coquetiers cuits du four et les laisser refroidir quelques minutes.

9. Les coquetiers cuits doivent être retirés avec précaution de la plaque à muffins et transférés sur un plat de service.

10. Réchauffez les coupes d'œufs au four et proposez-les à vos invités comme choix succulent et riche en protéines pour le petit-déjeuner ou le brunch.

11. Vous pouvez manger ces coquetiers seuls ou les agrémenter de pain, de salade fraîche ou de votre sauce épicée préférée.

2. Pudding de maïs

INGRÉDIENTS :

Beurre non salé (3 cuillères à soupe)

3 œufs

Sucre cristallisé (2 cuillères à soupe)

Substitut de bicarbonate de soude (½ cuillère à café)

2 cuillères à soupe de farine

Grains de maïs surgelés (2 tasses)

Lait de riz (¾ tasse)

Crème aigre légère (2 cuillères à soupe)

PROCÉDURES :

1. Allumer le four et graisser un plat de cuisson ou des ramequins avec du beurre ou un spray de cuisson qui ne colle pas.

2. La meilleure façon de faire fondre du beurre non salé est de le placer dans un bol pouvant aller au micro-ondes. La cuisinière est également un bon choix.

3. Dans un autre bol, battre les œufs et le sucre cristallisé jusqu'à ce qu'il n'y ait plus de lignes de sucre.

4. Lorsque le beurre est fondu, l'ajouter aux œufs et mélanger jusqu'à ce qu'il n'y ait plus de grumeaux.

5. Saupoudrer le remplacement du bicarbonate de soude et la farine sur la pâte et bien mélanger.

6. Mixer ou transformer une tasse de grains de maïs congelés dans un robot ou un mixeur jusqu'à ce qu'ils soient lisses. Avant d'ajouter la bouillie de maïs, le reste des grains de maïs, le lait de riz et la crème aigre légère, fouettez les œufs dans un bol séparé. Veillez à ce que tout soit bien mélangé.

7. Lorsque la pâte est prête, vous pouvez la verser dans un plat à four beurré ou la répartir dans plusieurs ramequins.

8. Une fois le pudding préparé, le placer dans un plat à four ou dans des ramequins individuels et le faire mijoter pendant environ quarante-cinq minutes, afin qu'il atteigne la consistance souhaitée et que le dessus prenne une teinte dorée.

9. Une fois le pudding de maïs sorti du four, il faut le laisser refroidir un certain temps avant de pouvoir le déguster.

10. Si vous réchauffez le pudding de maïs, il peut servir d'accompagnement ou de fin de repas.

11. Juste avant de servir le plat, vous pouvez le saupoudrer de sucre en poudre ou ajouter un peu de crème fouettée pour lui donner un aspect plus décadent et plus joli.

11. Le pudding au maïs est une excellente friandise parce qu'il est lisse et crémeux.

3. Sandwich aux saucisses et aux œufs

INGRÉDIENTS :

Spray de cuisson

Saucisse de dinde (une galette)

Substitut d'œuf liquide (¼ tasse)

Pain

Cheddar (1 cuillère à soupe)

PROCÉDURES :

1. Le spray de cuisson doit être utilisé pour recouvrir légèrement une petite poêle antiadhésive avant de la placer dans le four pour le préchauffage.

Mettre la galette de saucisse de dinde dans la poêle et la préparer selon les instructions de l'emballage, en la faisant dorer des deux côtés et en la faisant bien cuire.2. Pendant que la saucisse cuit, préparer le substitut d'œuf avec le liquide dans un petit bol en le fouettant jusqu'à ce qu'il soit complètement combiné.

3. Une fois la saucisse cuite, placez-la sur un plateau et mettez-la de côté un moment.

4. Vaporiser à nouveau le spray de cuisson dans la poêle, puis ajouter le substitut d'œuf liquide dans la poêle.

5. Faire cuire l'œuf de remplacement jusqu'à ce qu'il soit complètement cuit et brouillé, en le remuant soigneusement avec une spatule pendant tout ce temps.6. Pendant ce temps, faire croustiller le pain à votre convenance à l'aide d'un grille-pain ou du grilloir. Cela peut prendre de quelques minutes à quelques minutes et demie.

7. Une fois le pain grillé, déposer la galette de saucisse de dinde qui a été cuite sur un côté du pain grillé. Sur la galette de saucisse, déposer un peu de remplacement d'œuf qui ressemble à des œufs brouillés.

8. Répartir les morceaux de cheddar sur les œufs brouillés. La deuxième tranche de pain doit être utilisée pour couvrir le sandwich.9. Si vous le souhaitez, vous pouvez donner une légère tape sur le sandwich avec votre main pour aider le fromage à fondre juste un peu.Comme alternative pour le petit-déjeuner ou le brunch qui est à la fois rassasiant et savoureux, le sandwich aux saucisses et aux œufs doit être servi immédiatement.10. Pour adapter la saveur du sandwich à vos préférences, n'hésitez pas à le modifier en ajoutant des condiments ou des garnitures supplémentaires tels que du ketchup, de la sauce épicée, des tranches de tomates ou de la laitue.

4. Jus de crucifères à haute teneur

INGRÉDIENTS :

3 carottes moyennes

Brocoli (2 tasses)

Une pomme, épépinée

Trois fleurettes de chou-fleur

Cresson avec tiges (⅔ tasse)

PROCÉDURES :

1. Sous l'eau froide courante, frottez soigneusement chaque fruit et légume.

2. Pour que les carottes puissent entrer dans l'extracteur de jus, vous devez les éplucher et les couper en petits morceaux.

3. Pour que les fleurettes de brocoli soient plus faciles à travailler, les couper en petits morceaux.

4. La pomme doit être évidée puis coupée en quartiers.

5. Les bouquets de chou-fleur doivent être réduits en petits morceaux.

6. Lorsque vous déterminez la quantité de cresson à utiliser, veillez à inclure les tiges, car elles regorgent de nutriments importants.

7. Suivez les instructions fournies par le fabricant pour assembler correctement votre presse-agrumes.

8. Pour commencer, placez des portions individuelles de carottes, de brocolis, de pommes, de choux-fleurs et de cresson dans l'extracteur de jus. Continuez jusqu'à ce que tous les ingrédients aient été utilisés.

9. Recueillez le jus dans un récipient, tel qu'un pichet ou une jarre, et n'oubliez pas de le faire tourner pour que les saveurs se mélangent.

10. Après avoir pressé tous les ingrédients, filtrez le jus riche en crucifères dans un verre et servez-le immédiatement.

11. Avant de le servir à vos invités, remuez-le brièvement pour vous assurer que les nutriments sont répartis de manière homogène.

12. Consommez le jus de crucifères dès que possible pour profiter au maximum des saveurs éclatantes et des nutriments qu'il contient.

5. L'omelette du Beach Boy

INGREDIENTS

Huile de canola (1 cuillère à café)

2 brins de persil

Oignon (2 cuillères à soupe)

1 œuf entier

Poivron vert, coupé en dés (2 cuillères à soupe)

2 blancs d'œufs

Pommes de terre râpées (2 cuillères à soupe)

Lait de soja (1 cuillère à soupe)

PROCÉDURES :

1. Dans une poêle antiadhésive, faire chauffer l'huile de canola à feu moyen.

2. Mettre le persil haché et l'oignon coupé en dés dans la poêle et les faire cuire jusqu'à ce que l'oignon soit clair et qu'il sente bon.

3. Dans un petit bol, fouetter l'œuf entier, les blancs d'œufs et le lait de soja jusqu'à ce qu'ils soient bien mélangés.

4. Verser le mélange d'œufs dans le moule et l'étaler uniformément pour couvrir la surface.

5. Laisser cuire les œufs pendant quelques minutes jusqu'à ce que les côtés commencent à prendre.

6. Sur un côté de l'omelette, placer le poivron vert coupé en dés et les pommes de terre rissolées hachées.

7. à l'aide d'une cuillère, rabattre délicatement l'autre moitié de l'omelette sur la garniture pour former une demi-lune.

8. Utiliser la cuillère pour appuyer doucement sur l'œuf afin de s'assurer que les ingrédients se répartissent uniformément.

9. Cuire l'omelette encore une minute ou deux, jusqu'à ce que les œufs soient cuits et que les garnitures soient chaudes.

10. Placer l'œuf sur une assiette, garnir d'un brin de persil et servir chaud.

6. Crêpes cuites à la poêle

INGRÉDIENTS :

Spray de cuisson

Deux œufs

½ tasse de farine

Une pincée de noix de muscade moulue

Cannelle moulue (¼ cuillère à café)

Lait de riz (½ tasse)

PROCÉDURES :

1. Mélanger les myrtilles, les tranches de fraises, les tranches de framboises, le lait d'amande, le yaourt grec et la poudre de protéines de lactosérum dans un mixeur.

2. Mixer pour obtenir un mélange lisse et crémeux. Si nécessaire, ajoutez du lait d'amande pour obtenir la bonne consistance.

3. Le mélange de boissons doit être versé dans un bol.

4. Ajoutez de la texture et du goût au bol de smoothie en y ajoutant les flocons de noix de coco, les céréales et les myrtilles.

5. N'hésitez pas à faire preuve de créativité et à ajouter d'autres garnitures telles que des bananes coupées, des graines de chia ou des noix.

6. Servez immédiatement le bol de smoothie aux myrtilles. Utilisez une cuillère pour le manger.

7. Pendant que vous mangez, incorporez les garnitures à la base du smoothie pour mélanger toutes les saveurs.

8. Les bols de smoothie sont pleins de vitamines, de protéines et de fibres, ils ont bon goût et sont bons pour la santé.

9. Vous pouvez également modifier le mélange en fonction de vos goûts en changeant le degré de sucrosité ou d'épaisseur. Si vous le souhaitez, ajoutez du miel ou du sirop d'érable.

10. Le bol de smoothie aux myrtilles peut constituer un petit-déjeuner sain et rafraîchissant ou un dîner rassasiant.

7. Parfait festif aux baies

INGRÉDIENTS :

Lait vanillé (1 tasse)

Myrtilles (2 tasses)

Sucre cristallisé

Cannelle moulue (½ cuillère à café)

Fromage à la crème (½ tasse)

Biscuits à la meringue émiettée (1 tasse)

Fraises coupées en tranches (1 tasse)

PROCÉDURES :

1. Le lait vanillé doit être mis à mijoter à feu doux dans une petite casserole jusqu'à ce qu'il atteigne la consistance souhaitée. Retirer du feu et laisser refroidir un peu.

2. Mettre les myrtilles dans un plat séparé et les mélanger avec une pincée de cannelle en poudre et un peu de sucre cristallisé. Mélanger délicatement les myrtilles pour qu'elles soient uniformément enrobées. Réserver.

3. Le fromage à la crème doit être battu dans une autre bassine jusqu'à ce qu'il devienne soyeux et crémeux. Si vous souhaitez que votre plat soit encore plus sucré, vous pouvez l'adoucir avec un peu de sucre cristallisé.

4. À l'aide de plats ou de verres de service, commencez à superposer les couches d'ingrédients. À l'aide d'une cuillère, déposer une cuillerée de lait vanillé au fond de chaque verre.

5. Après avoir ajouté une couche de myrtilles, recouvrir d'une cuillerée du mélange de fromage à la crème qui a été mélangé. Sur le dessus, émietter un bon nombre de biscuits meringués et les saupoudrer uniformément.

6. Poursuivre la procédure d'empilage, cette fois en ajoutant une cuillerée à café de lait vanillé, des myrtilles, du fromage frais et des biscuits meringués.

7. Apporter la touche finale aux parfaits en ajoutant une couche de fraises coupées en tranches sur le dessus.

8. Vous pouvez ajouter un peu de fantaisie à la présentation des parfaits en réservant quelques myrtilles entières et fraises coupées en tranches pour les utiliser comme garniture.

9. Avant de servir, mettre les Parfaits festifs aux baies au réfrigérateur pour qu'ils refroidissent pendant au moins une demi-heure.

10. Comme alternative agréable et festive au dessert, vous pouvez servir les parfaits froids.

11. Dans chaque bouchée de ce délicieux dessert de fête, vous pouvez savourer le velouté du fromage à la crème, l'explosion de saveur des myrtilles et des fraises, ainsi que le croquant supplémentaire des biscuits meringués.

8. Smoothie à l'ananas et aux myrtilles

INGRÉDIENTS :

Ananas en morceaux (½ tasse)

½ pommes

Myrtilles surgelées (1 tasse)

Concombre anglais (½ tasse)

½ tasse d'eau

PROCÉDURES :

1. Mettre les morceaux d'ananas, la pomme en dés, les myrtilles surgelées, le concombre anglais haché et l'eau dans un mixeur. Mixer jusqu'à obtention d'un mélange homogène.

2. Mélanger tous les ingrédients à vitesse élevée jusqu'à ce qu'ils soient complètement combinés et crémeux.

3. Si nécessaire, faire une pause et racler les parois du mixeur pour vérifier que tous les ingrédients ont été bien intégrés.

4. Continuer à mélanger les ingrédients jusqu'à l'obtention d'une texture lisse et veloutée.

5. Goûtez un peu du smoothie et si vous le préférez plus sucré ou plus épais, vous pouvez en modifier la consistance en ajoutant des fruits ou de l'eau.

6. Après avoir ajusté la consistance à votre convenance, le Smoothie ananas et myrtilles peut être versé dans un verre.

7. Pour ajouter un petit plus à la présentation du plat, décorez-le d'une tranche d'ananas ou de quelques myrtilles.

8. La combinaison des goûts de l'ananas, des myrtilles, de la pomme et du concombre dans le smoothie est très agréable ; servez-le dès que possible pour que vos invités puissent en profiter.

9. Savourez chaque gorgée du smoothie, en appréciant non seulement sa délicieuse saveur fruitée, mais aussi l'explosion du pouvoir antioxydant des myrtilles.

10. Vous pouvez modifier la recette à votre guise en ajoutant un filet de jus de citron ou une poignée d'épinards pour un apport nutritionnel supplémentaire et une bouffée d'air frais.

9. Oeufs brouillés Chelsea avec fines herbes

INGRÉDIENTS :

Trois œufs

Lait de riz (¼ tasse)

Deux blancs d'œuf

Estragon haché (1 cuillère à soupe)

Fromage à la crème (½ tasse)

Échalote hachée (1 cuillère à soupe)

Poivre noir moulu

Beurre non salé (2 cuillères à soupe)

PROCÉDURES :

1. Les œufs, le lait de riz, les blancs d'œufs, l'estragon en tranches, l'échalote en dés, le fromage frais et le poivre noir sont mélangés dans un plat à l'aide d'un mixeur jusqu'à ce que tout soit bien incorporé.

2. Le beurre sans sel ajouté doit être fondu dans une poêle antiadhésive chauffée à feu moyen.

3. Une fois que le beurre a fondu et que la poêle a atteint la bonne température, verser le mélange d'œufs dans la poêle.

4. Pendant que les œufs cuisent, utiliser une spatule pour leur donner un aspect brouillé léger et aéré en pliant le mélange sur lui-même pendant la cuisson. Cette opération doit être effectuée jusqu'à ce que les œufs atteignent la consistance souhaitée.

5. Ajustez la température pour éviter que les œufs ne cuisent trop vite ou ne collent à la poêle. 6. Continuez à fouetter les œufs pendant environ trois à quatre minutes, ou jusqu'à ce qu'ils aient atteint le degré de cuisson que vous avez choisi. 7. Après avoir retiré la poêle du feu, laissez les œufs continuer à cuire pendant environ une minute ou deux, en utilisant la chaleur qui reste dans la poêle.

8. Après avoir goûté les œufs brouillés, rectifier éventuellement l'assaisonnement en augmentant la quantité de poivre noir ou de sel, selon les préférences.

9. Servir les oeufs brouillés dès que possible, alors qu'ils sont encore chauds et crémeux, accompagnés de l'un ou l'autre de vos accompagnements préférés ou de rôties.

10. Bol de smoothie aux myrtilles

INGRÉDIENTS :

Noix de coco (2 cuillères à café)

5 framboises

Poudre de protéines de lactosérum (2 cuillères à soupe)

1 tasse de myrtilles

Lait d'amande (1/3 tasse)

2 fraises

Yogourt grec (¼ tasse)

Céréales fibreuses (1 cuillère à soupe)

PROCÉDURES :

1. Mélanger les myrtilles, les tranches de fraises, les tranches de framboises, le lait d'amande, le yaourt grec et la poudre de protéines de lactosérum dans un mixeur.

2. Mixer jusqu'à l'obtention d'une texture lisse et crémeuse. Si nécessaire, ajoutez du lait d'amande pour obtenir la bonne consistance.

3. Le mélange de boissons doit être versé dans un bol.

4. Ajoutez de la texture et du goût au bol de smoothie en y ajoutant les flocons de noix de coco, les céréales et les myrtilles.

5. N'hésitez pas à faire preuve de créativité et à ajouter d'autres garnitures telles que des bananes coupées, des graines de chia ou des noix.

6. Servez immédiatement le bol de smoothie aux myrtilles. Utilisez une cuillère pour le manger.

7. Pendant que vous mangez, incorporez les garnitures à la base du smoothie pour mélanger toutes les saveurs.

8. Les bols de smoothie sont pleins de vitamines, de protéines et de fibres, ils ont bon goût et sont bons pour la santé.

9. Vous pouvez également modifier le mélange en fonction de vos goûts en changeant le degré de sucrosité ou d'épaisseur. Si vous le souhaitez, ajoutez du miel ou du sirop d'érable.

10. Le bol de smoothie aux myrtilles peut constituer un petit-déjeuner sain et rafraîchissant ou un dîner rassasiant.

11. Pita Pockets aux œufs et au curry

INGRÉDIENTS :

1 oignon vert, finement haché

Trois œufs

Beurre non salé (2 cuillères à café)

Gingembre moulu

Poudre de curry (1 cuillère à café)

Poivron rouge

Concombre anglais coupé en julienne (½ tasse)

Crème fraîche (2 cuillères à café)

Quatre pains pita coupés en deux

Cresson haché (1 tasse)

PROCÉDURES :

1. Les œufs, le gingembre en poudre et le curry en poudre doivent être mélangés dans un petit bol.

2. Faire fondre le beurre à feu moyen dans une poêle qui ne colle pas. Faire revenir l'oignon haché dans l'huile pendant 1 minute, ou jusqu'à ce qu'il ait ramolli et libéré son arôme.

3. Ajouter le mélange d'œufs dans la poêle et faire cuire à feu moyen, en remuant régulièrement, jusqu'à ce que les œufs soient brouillés et cuits à votre goût. Retirer du feu.

4. Le poivron rouge, le concombre anglais et la crème aigre peuvent être mélangés dans un plat séparé. Crème aigre et légumes - bien mélanger pour enrober.

5. Fendre le pain pita en deux et le faire griller doucement dans le grille-pain ou sur une plaque de cuisson jusqu'à ce qu'il soit chaud et souple.

6. Veiller à ce que chaque pochette de pita soit légèrement recouverte du mélange de crème aigre et de légumes.

7. Brouiller les œufs et les placer sur le mélange de légumes dans les poches de pita.

8. Pour ajouter un zeste de fraîcheur et de saveur poivrée, saupoudrer un peu de cresson haché sur les œufs dans chaque pochette de pain pita.

9. Appuyez doucement sur les moitiés de pita pliées pour sceller la garniture.10. Vous pouvez manger ces pochettes de pita aux œufs au curry tout de suite, ou les emballer dans du papier d'aluminium et les emporter avec vous.

11. Des œufs au curry, des légumes croquants et du cresson frais constituent une garniture mémorable et savoureuse pour ces savoureuses poches de pita.

12. Céréales chaudes mélangées

INGRÉDIENTS :

2¼ tasses d'eau

Lait glacé à la vanille (1¼ tasse)

Boulgour non cuit (6 cuillères à soupe)

Sarrasin entier cru (2 cuillères à soupe)

Pomme en tranches (1 tasse)

Couscous non cuit (6 cuillères à soupe)

Cannelle (½ cuillère à café)

PROCÉDURES :

1. L'eau et le lait glacé à la vanille doivent être combinés dans une casserole de taille moyenne. Porter le contenu de la casserole à ébullition à feu moyen.

2. Mettre tout le sarrasin et le boulgour dans le liquide en ébullition. S'assurer qu'ils sont complètement immergés en remuant vigoureusement.

3. Faire mijoter les grains pendant environ 10 minutes, pour qu'ils ramollissent, à feu doux. Pour que rien ne colle, remuer de temps en temps.

4. Ajouter les tranches de pommes et laisser la casserole sur feu doux pendant encore trois à quatre minutes, ou jusqu'à ce que les fruits ramollissent. Mélanger la cannelle avec le couscous non cuit jusqu'à ce que tout soit uniformément réparti.

5. Retirer le couvercle de la casserole et éteindre le feu. Laissez le couscous reposer pendant 5 minutes pour qu'il gonfle et absorbe le liquide. Si vous souhaitez que les céréales chaudes aux grains mélangés soient encore plus moelleuses, faites-les tourner rapidement.

6. Pour servir, verser les céréales chaudes dans des bols et garnir de tranches de pommes et de cannelle, si vous le souhaitez.

7. Réchauffez-vous avec un bol de ces céréales chaudes, saines et délicieuses, à tout moment de la journée.

8. Vous pouvez personnaliser ce plat en l'agrémentant des ingrédients et condiments de votre choix, tels que des noix hachées, des fruits secs et un filet de miel ou de sirop d'érable.

13. Smoothie à la pastèque et aux framboises

INGRÉDIENTS :

Chou rouge bouilli (½ tasse)

1 tasse de glace

Pastèque, en dés (1 tasse)

½ tasse de framboises

PROCÉDURES :

1. Commencer par faire cuire le chou rouge. Le chou rouge doit être ajouté à une petite casserole d'eau bouillante. Le chou doit être cuit pendant environ 5 minutes, ou jusqu'à ce qu'il soit mou. L'égoutter et le laisser refroidir à température ambiante.

2. Mettre le chou rouge bouillant et refroidi, la glace, les cubes de pastèque et les framboises dans un mixeur.

3. Obtenez une consistance crémeuse en mixant les composants à grande vitesse. Si vous préférez une boisson plus ou moins épaisse, ajoutez simplement de l'eau ou de la glace.

4. Une fois le smoothie mixé, vous pouvez le goûter et ajouter du sucre si vous le souhaitez. Vous pouvez ajouter un peu de miel, de sirop d'érable ou tout autre édulcorant de votre choix.

5. Le smoothie pastèque-framboise peut être dégusté dans des verres ou dans un récipient de voyage.

6. Pour des raisons esthétiques, vous pouvez compléter le smoothie avec quelques framboises supplémentaires ou un brin de menthe fraîche.

7. Prenez une gorgée de ce smoothie pastèque-framboise unique en son genre et profitez de l'explosion de saveur et de la douceur du fruit.

8. Il est important de mélanger le smoothie de temps en temps pendant que vous le buvez, car les composants denses peuvent le séparer d'eux-mêmes.

9. Les restes peuvent être conservés au réfrigérateur jusqu'à 24 heures s'ils sont placés dans un récipient hermétique. Secouez ou mélangez vigoureusement avant de les utiliser.

14. Pain pudding à la rhubarbe

INGRÉDIENTS :

Lait de riz (1½ tasse)

Rhubarbe hachée (2 tasses)

Dix tranches épaisses de pain blanc

Fécule de maïs (1 cuillère à soupe)

Sucre cristallisé (½ tasse)

Beurre non salé

Trois œufs

Une gousse de vanille

PROCÉDURES :

1. Allumer le four et huiler un plat à four avec du beurre non salé.

2. Le lait de riz doit être cuit dans une casserole à feu moyen jusqu'à ce qu'il soit chaud au toucher mais sans faire de bulles. Cela devrait prendre environ 5 à 7 minutes. Après avoir incorporé la rhubarbe hachée, poursuivre la cuisson du mélange à feu modéré pendant environ cinq minutes, de manière à ce que la rhubarbe soit tout juste tendre. Retirez le mélange du feu et posez-le ailleurs.

3. Couper les tranches de pain blanc épais en cubes ou en morceaux de la taille d'une bouchée.

4. La fécule de maïs et le sucre blanc peuvent être mélangés dans un petit plat à l'aide d'un fouet.

5. Pour préparer les œufs, utiliser une grande bassine séparée. Incorporer la solution de fécule de maïs et de sucre, les graines d'une gousse de vanille et le lait de riz à la rhubarbe chaud. Mélanger les ingrédients en les remuant bien.

6. Ajouter le pain, en cubes ou en morceaux, et bien l'imbiber du mélange d'œufs. Laisser le pain tremper dans le liquide pendant 5 minutes.

7. Après avoir graissé un plat à four, y verser le mélange de pudding au pain et le répartir uniformément.

8. Déposer des cubes de beurre non salé sur le pudding.

9. Le pain au lait doit être cuit pendant 37 à 45 minutes dans un four à micro-ondes chauffé afin qu'il devienne brun et ferme au milieu.

10. Sortir le pudding du four et le laisser reposer quelques instants avant de le servir.

11. Le pouding au pain et à la rhubarbe peut être servi chaud au dessert ou au petit-déjeuner.

12. Pour une touche de gourmandise supplémentaire, vous pouvez saupoudrer le pudding de sucre en poudre lorsqu'il est cuit ou le servir avec de la crème fouettée ou de la glace à la vanille.

15. Anneaux de frites aux pommes

INGRÉDIENTS :

Lait d'amande (1/3 tasse)

4 pommes à cuire

Lait écrémé (1/3 de tasse)

Sucre

Farine blanche (1 tasse)

Poudre à lever (1 cuillère à café)

1 œuf battu

Huile de colza

Cannelle (½ cuillère à café)

Huile pour la friture

PROCÉDURES :

1. Mélanger le lait d'amande et le lait écrémé dans une grande bassine peu profonde. Mélanger les tranches de pommes dans la sauce au lait et égoutter l'excédent.

2. Après avoir saupoudré les tranches de pommes de sucre, il faut les laisser macérer pendant environ 10 minutes.

3. Dans un autre bol, mélanger la farine blanche, la levure chimique, l'œuf et la cannelle et fouetter jusqu'à obtention d'un mélange homogène.

4. Dans une grande poêle, faire chauffer l'huile de canola à feu moyen.

5. Enrober chaque tranche de pomme dans le mélange de farine en la plongeant dans le mélange et en la retournant. Éliminer l'excédent de farine en secouant.

6. Placer délicatement les tranches de pommes enrobées dans l'huile chauffée et les faire cuire jusqu'à ce qu'elles soient dorées, en les tournant une fois pour assurer une friture égale. Quelques minutes de chaque côté suffisent.

7. À l'aide d'une cuillère à trous ou de pinces, retirer les beignets de pomme de l'huile lorsqu'ils ont pris une teinte dorée et les déposer sur un plat recouvert de papier absorbant pour absorber l'huile restante.

8. Faire frire les beignets jusqu'à ce qu'ils soient tous cuits, puis répéter l'opération avec les morceaux de pommes restants.

9. Les beignets aux pommes sont meilleurs lorsqu'ils ont un peu refroidi.

10. Les beignets de pommes sont délicieux servis chauds en entrée ou en dessert.

11. Il est possible de saupoudrer du sucre ou de la cannelle sur les beignets pour leur donner un goût plus sucré et plus épicé.

12. Le thé ou le café se marie bien avec ces beignets aux pommes faits à la main.

16. Cuisson à l'œuf

INGRÉDIENTS :

Poivrons rouges hachés (1/2 tasse)

Persil

Courgettes (1/4 de tasse)

Sel

Huile de coco (1/2 cuillère à soupe)

Basilic séché

Oignons verts, tranchés (1/4 de tasse)

Poivre noir moulu

Lait de coco (1/4 de tasse)

Deux œufs

Farine d'amande (1/8 de tasse)

PROCÉDURES :

1. Huiler légèrement un plat de cuisson et faire chauffer le four. Faire fondre l'huile de coco dans une poêle à feu moyen.

2. Incorporer les flocons de piment rouge, les râpures de courgettes et les tranches d'oignon vert.

3. Pour attendrir les légumes, les faire sauter quelques minutes.

4. Ajoutez du sel, du basilic séché et du poivre noir fraîchement moulu aux légumes. Pour combiner les goûts, il faut bien mélanger.

5. Séparément, mettre les œufs et le lait de coco dans un plat et fouetter jusqu'à obtention d'un mélange homogène.

6. Fouetter constamment en ajoutant la farine d'amandes au mélange d'œufs pour s'assurer qu'elle est bien combinée.

7. Placer les légumes en couches égales dans un plat à four huilé.

8. Lorsque le four est prêt, placer le plat à four à l'intérieur et faire cuire pendant vingt-cinq à trente minutes, de manière à ce que la pâte aux œufs soit ferme et que la couche extérieure soit dorée.

10. Lorsque le plat est cuit, le sortir du four et le laisser refroidir quelques instants.

11. Le persil frais est une excellente garniture car il apporte à la fois couleur et saveur.12. Réchauffer le gâteau aux œufs, le couper en tranches et le servir.

17. Smoothie pomme-thé

INGRÉDIENTS :

Une pomme, coupée en morceaux

Lait de riz (1 tasse)

Glace (2 tasses)

Sachet de thé

PROCÉDURES :

1. Tout d'abord, utilisez le sachet de thé et de l'eau chaude pour vous préparer une tasse de thé. Le thé doit infuser pendant le temps indiqué sur l'emballage. Une fois l'infusion terminée, retirez le sachet de thé et laissez-le refroidir à température ambiante.

2. Mettre les morceaux de pomme, le lait de riz et la glace dans un mixeur et mélanger jusqu'à obtention d'un mélange homogène.

3. Le thé doit être refroidi avant d'être ajouté au mixeur.

4. Mélanger tous les ingrédients et les traiter à grande vitesse jusqu'à ce qu'ils soient crémeux et lisses.

5. Si vous souhaitez plus de douceur, goûtez le smoothie et ajoutez un édulcorant naturel tel que le miel ou le sirop d'érable.

6. Mixez aussi longtemps que vous le souhaitez jusqu'à ce que le smoothie ait la consistance voulue.

7. Une fois le Smoothie pomme-thé préparé, le servir dans de grands verres.

8. Saupoudrer de cannelle ou ajouter une tranche de pomme en guise de garniture.

9. Le smoothie, à la fois savoureux et sain, doit être servi immédiatement.

10. Ce smoothie pomme-thé est une boisson unique en son genre, composée d'un mélange de pommes, de thé et de lait de riz onctueux.

18. Légumes du petit-déjeuner

INGRÉDIENTS :

Salade verte biologique (4 tasses)

Dressage :

¼ de cuillère à café de sel

Huile d'olive (4 cuillères à soupe)

Jus pressé de 1 citron

Une gousse d'ail écrasée

PROCÉDURES :

1. Les feuilles de salade biologique peuvent être placées dans un grand plat et de l'eau refroidie doit être versée dessus. Nous allons d'abord faire ceci. Utilisez un torchon propre ou une essoreuse à salade pour les sécher, comme vous voulez.

2. Pour préparer la vinaigrette, mélanger l'huile d'olive, l'ail en poudre, la sève de citron et le sel dans un petit bol. Bien mélanger. Mélanger tous les ingrédients jusqu'à ce qu'ils soient homogènes.

2. Étaler les feuilles de salade dans un grand bol ou les répartir dans des assiettes séparées.

3. Commencez par une petite quantité de vinaigrette et ajoutez-en selon votre goût lorsque vous l'arrosez sur les feuilles de salade. Mélanger délicatement les feuilles de salade avec la vinaigrette jusqu'à ce qu'elles soient uniformément recouvertes.

4. Appréciez l'air vif du matin et les teintes éblouissantes des légumes verts de votre petit-déjeuner.

5. Si vous voulez commencer votre journée de façon saine et revitalisante, servez les légumes verts dès le petit-déjeuner.

6. La salade est croquante et rafraîchissante, et la vinaigrette est acide et quelque peu aillée.

7. Les légumes verts du matin peuvent être garnis de tout ce que vous voulez, par exemple d'amandes tranchées, de feta émiettée et de tomates cerises.

8. Mangez, car la salade de ce matin est pleine de légumes verts sains et contient une délicieuse vinaigrette.

9. Profitez de la fraîcheur de l'abondance de la nature et du confort de ce repas facile.

19. Œufs au plat et rapinis

INGRÉDIENTS :

Deux œufs biologiques

Huile d'olive (3 cuillères à café)

Poivre noir

Un bouquet, haché

Sel de mer

Deux gousses d'ail écrasées

Vinaigre de cidre de pomme (2 cuillères à café)

PROCÉDURES :

1. Deux cuillères à café d'huile d'olive extra vierge, cuites dans une poêle qui ne colle pas à feu moyen.

2. Assaisonnez les œufs de poivre noir après les avoir cassés dans la poêle. Vous pouvez cuire vos œufs comme vous le souhaitez, qu'ils soient au soleil, à la coque ou durs. Mettez les œufs au plat de côté.

3. Vous pouvez continuer à utiliser la même poêle pour réchauffer la cuillère à café d'huile d'olive restante en maintenant le feu à une température moyenne.

4. Hacher des rapinis et les mélanger avec un peu d'huile d'olive et de sel.

5. Une fois que les raviolis ont fini de bouillir, ajouter les gousses d'ail écrasées et laisser mijoter encore une minute. Cela permettra aux arômes de se combiner.

6. Éteindre le feu et ajouter un filet de vinaigre de cidre de pomme aux raviolis. Mélanger les raviolis avec le vinaigre de façon à ce qu'ils soient bien enrobés.

7. Servir les rapinis dans des assiettes individuelles ou dans un grand plat.Positionner les œufs cuits de façon à ce que le jaune d'œuf soit visible au-dessus des rapinis.

8. Si vous le souhaitez, vous pouvez assaisonner le repas avec un peu plus de sel et de poivre.

9. Préparez rapidement ces œufs frits aux rapinis, sains et rassasiants, pour le petit-déjeuner ou le brunch.

CHAPITRE 2

Plat principal

20. Poulet persan spécial

INGRÉDIENTS :

5 cuisses de poulet désossées

Cumin moulu (½ cuillère à café)

1/2 oignon doux

Origan (1 cuillère à soupe)

1 cuillère à café d'ail

Jus de citron pressé (¼ tasse)

Paprika doux (1 cuillère à café)

Huile d'olive

PROCÉDURES :

1. Le cumin moulu, l'oignon doux haché, l'origan séché, l'ail haché, le jus de citron, le paprika doux, l'huile d'olive, le sel et le poivre doivent être mélangés dans un plat à mélanger. Faire mariner le poulet en mélangeant soigneusement les ingrédients.

2. Les cuisses de poulet désossées doivent être placées dans un plat peu profond ou dans un sac en plastique pouvant être fermé.

3. Veillez à ce que chaque morceau de poulet soit recouvert de marinade. Pour vous assurer que la marinade est bien répartie, vous devez la masser pour la faire pénétrer dans le poulet.

4. Laisser le poulet mariner et absorber les saveurs pendant au moins 2 heures au réfrigérateur, à couvert.

5. Préparer un gril ou une poêle à griller en le chauffant à feu moyen-vif.

6. Sortir le poulet de la marinade et laisser s'écouler l'excédent de liquide.

7. Cuire le poulet pendant environ 5-6 minutes de chaque côté, ou jusqu'à ce qu'un thermomètre à lecture instantanée enregistre une température interne de 165 degrés Fahrenheit (74 degrés Celsius).

8. Pour maximiser la saveur et la rétention d'humidité, arroser le poulet avec la marinade pendant qu'il grille.

9. Lorsque les cuisses de poulet ont fini de griller, les déposer sur un plateau pour qu'elles reposent quelques minutes avant d'être servies.

10. Du riz safrané, des légumes grillés ou une salade croquante accompagneront le poulet persan spécial.

11. Les herbes fraîches, comme le persil ou la coriandre hachés, constituent une garniture visuellement attrayante et savoureuse.

12. Tendre et juteux, le poulet persan spécial regorge de saveurs et de parfums.

21. Porc grillé

INGRÉDIENTS :

Huile d'olive

Ail (1 cuillère à café)

Origan haché (1 cuillère à soupe)

Jus de citron

Poivre noir moulu (¼ cuillère à café)

Cuisse de porc (1 livre)

PROCÉDURES :

1. Faire mariner le porc en mélangeant l'huile d'olive, l'ail, l'origan, le jus de citron et le poivre noir dans une petite bassine.

2. Enduire entièrement la cuisse de porc de la marinade et la placer dans un plat creux. Laisser mariner au réfrigérateur pendant au moins 30 minutes et jusqu'à 4 heures. La viande de porc sera plus savoureuse si vous la laissez mariner plus longtemps.

3. Le gril doit être chauffé à une température moyenne.

4. Sortir la cuisse de porc de la marinade et l'égoutter.

5. Cuire la cuisse de porc sur le gril pendant environ 7 minutes de chaque côté, ou jusqu'à ce qu'un thermomètre à viande indique une température interne de 145 degrés Fahrenheit (63 degrés Celsius).

6. La cuisse de porc restera juteuse et savoureuse si elle est arrosée plusieurs fois avec la marinade restante pendant la cuisson.

7. Attendre quelques minutes après avoir retiré la cuisse de porc du gril avant de la trancher.

8. Griller une cuisse de porc et la couper en fines tranches pour la servir.

9. Les herbes fraîches, comme l'origan ou le persil, constituent une belle garniture savoureuse pour le porc grillé.

10. Le porc grillé est un plat principal délicieux qui se marie bien avec une variété d'accompagnements ou une salade croquante.

22. Sauté de bœuf

INGRÉDIENTS :

Bœuf haché maigre (1,5 kg)

Chou râpé (½ tasse)

Pesto aux herbes (¼ tasse)

6 pains à hamburger

Oignon doux (½ tasse)

PROCÉDURES :

1. Mettre de l'huile dans une grande poêle et la faire chauffer à feu moyen.

2. Émincer un oignon doux et le faire revenir dans la poêle jusqu'à ce qu'il devienne transparent et caramélisé.

3. Les oignons doivent être placés d'un côté de la poêle et le bœuf haché de l'autre.

4. Pour s'assurer que le bœuf haché est bien cuit, le faire revenir dans une poêle en le défaisant avec une cuillère.

5. Le chou râpé doit être ajouté à la poêle avec la viande hachée et les oignons. Ajoutez deux à trois minutes de cuisson supplémentaires pour que le chou se flétrisse un peu.

6. Mettre le feu à doux et incorporer le pesto d'herbes. Le pesto doit être bien mélangé au steak et au chou.

7. Laisser mijoter encore quelques minutes pour que les saveurs se mélangent.

8. Pendant que le mélange de bœuf cuit, faire griller les petits pains au four jusqu'à ce qu'ils soient dorés et croustillants.

9. Éteignez le feu lorsque le mélange de viandes a atteint le degré de cuisson souhaité.

10. Pour assembler le Beef Stir-up, tartiner de mayonnaise les moitiés inférieures des pains à hamburger grillés, puis y déposer une bonne cuillerée du mélange de bœuf et de chou.

11. Pour terminer les sandwichs, placer les moitiés supérieures des petits pains sur le mélange de bœuf.

12. Le Stir-up de bœuf est prêt à être servi immédiatement comme un dîner savoureux et nourrissant.

23. Côtelettes de porc

INGRÉDIENTS :

Chapelure (½ tasse)

(3 onces) de côtelettes de porc

Huile d'olive (1 cuillère à soupe)

Pesto aux herbes (8 cuillères à café)

PROCÉDURES :

1. Régler le four et préparer une plaque à four en la tapissant de papier sulfurisé ou de papier d'aluminium.

2. Placer la chapelure dans un plat creux et la répartir uniformément.

3. Enrober chaque côtelette de porc de chapelure, en la retournant pour obtenir une couche uniforme des deux côtés. Éliminer tout surplus de chapelure en secouant.

4. Dans une grande poêle chauffée, porter l'huile d'olive à la température souhaitée.

5. Les côtelettes de porc panées doivent être cuites pendant environ trois à quatre minutes des deux côtés afin qu'elles aient une couleur semblable à un brun doré.

6. Disposer les côtes de porc en une seule couche sur une feuille de papier sulfurisé et terminer la cuisson au four.

7. Couvrir le dessus de chaque côtelette de porc avec deux cuillères à café de pesto d'herbes et réserver.

8. Placez les côtelettes dans un four préparé et faites-les cuire pendant 12 à 15 minutes, ou jusqu'à ce qu'un thermomètre à lecture instantanée atteigne une température interne de 145 degrés Fahrenheit (63 degrés Celsius).

9. Les côtes de porc sont cuites lorsqu'elles sont retirées du four et qu'elles reposent quelques minutes avant d'être servies.

10. Réchauffer les côtelettes de porc au pesto d'herbes et les servir avec des légumes rôtis, de la purée de pommes de terre ou une salade fraîche, au choix.

24. Satay de poulet asiatique

INGRÉDIENTS :

2 jus de citron vert

Blanc de poulet (12 onces)

Sucre roux (2 cuillères à soupe)

Cumin

Ail haché (1 cuillère à soupe)

PROCÉDURES :

1. Mélanger le jus de citron vert, la cassonade, le cumin, l'ail, le sel et le poivre dans un bol. Mélanger les ingrédients pour obtenir une marinade.

2. Ajouter à la marinade les lanières de poitrine de poulet, en les retournant pour bien les enrober.

3. Faire mariner le poulet pendant au moins 30 minutes, voire toute une nuit, permet aux saveurs de se développer pleinement.

4. Préparer un gril ou une poêle à griller en le chauffant à feu moyen.

5. Les morceaux de poulet marinés sont enfilés sur des brochettes en laissant suffisamment d'espace entre eux.

6. Préparez les brochettes de poulet en les faisant griller pendant trois à quatre minutes de chaque côté, ou jusqu'à ce qu'elles aient perdu leur teinte rosée au milieu et qu'elles soient bien saisies. Pour éviter qu'elles ne collent ou ne se brisent, faites attention lorsque vous les retournez.

7. Les restes de marinade peuvent être utilisés pour arroser le poulet pendant qu'il grille, pour une dose supplémentaire de saveur et d'humidité.

8. Lorsque les brochettes ont fini de cuire, retirez-les du gril et laissez reposer le poulet pendant quelques minutes.

9. Accompagné d'une sauce aux cacahuètes ou de toute autre sauce de votre choix, le poulet asiatique Satay est un plat polyvalent qui convient aussi bien comme entrée que comme plat principal.

10. Servez le satay avec du riz cuit à la vapeur et une salade pour un dîner complet.

11. Le poulet asiatique Satay, mariné dans du jus de citron vert et aromatisé avec des épices parfumées, est délicat et savoureux.

25. Curry de poulet indien

INGRÉDIENTS :

6 cuisses de poulet désossées

Huile d'olive

Lait de coco (¼ tasse)

Ail (2 cuillères à café)

Coriandre hachée (2 cuillères à soupe)

Oignon

Garam masala (1 cuillère à soupe)

Pâte de gingembre (1 cuillère à café)

L'eau

PROCÉDURES :

1. Mettre l'huile dans une grande casserole et la faire chauffer à feu moyen.

2. Faire revenir la coriandre hachée pendant une minute pour en faire ressortir la saveur.

3. Saler et poivrer les cuisses de poulet avant de les ajouter à la poêle. Faites-les frire jusqu'à ce qu'elles soient brunes de tous les côtés, ce qui prendra environ 5 à 7 minutes.

4. Retirer le poulet de la poêle.

5. Mettre dans la même poêle l'ail émincé, l'oignon coupé en petits dés et le gingembre râpé. Il faut environ 4 minutes de cuisson pour que l'oignon devienne transparent et aromatique.

6. Remettre l'eau dans la casserole et y replacer les cuisses de poulet. Mélanger tous les ingrédients en remuant et en portant à ébullition.

7. Faire mijoter le poulet pendant 20 à 25 minutes, à couvert, à feu doux, ou jusqu'à ce qu'il soit bien cuit et tendre.

8. Retirer le couvercle et incorporer la poudre de curry et le lait de coco. Il peut être nécessaire d'ajouter du sel et du poivre.

9. Les saveurs du curry s'amélioreront avec 5 minutes supplémentaires de mijotage.

10. Mangez le poulet au curry indien avec du riz cuit à la vapeur et du pain naan. Si vous le souhaitez, vous pouvez saupoudrer de coriandre hachée.

11. Le poulet au curry de l'Inde est un plat principal délicieux et parfumé.

26. Poulet au citron

INGRÉDIENTS :

Thym haché (1 cuillère à café)

1 blanc d'œuf

Blanc de poulet désossé (12 onces)

Tranches de citron

Zeste d'un citron

Chapelure (½ tasse)

L'eau

Basilic haché (1 cuillère à café)

Beurre non salé (¼ tasse)

1 citron, jus

PROCÉDURES :

1. Battre les blancs d'œufs dans un petit plat jusqu'à ce qu'ils deviennent mousseux.

2. Mélanger la chapelure, le zeste de citron, le thym, le basilic, le sel et le poivre dans un autre petit plat.

3. Tremper chaque blanc de poulet dans le blanc d'œuf, en laissant tomber l'excédent.

4. Presser délicatement le mélange de chapelure sur les poitrines de poulet.

5. Placer les poitrines de poulet panées sur une plaque à pâtisserie recouverte de papier sulfurisé.

6. Les tranches de citron donnent du goût et de l'aspect à chaque blanc de poulet. Faire fondre le beurre non salé dans une casserole.

7. Presser 1 citron dans le beurre fondu et fouetter. Badigeonner chaque blanc de poulet de beurre citronné.

8. Verser un peu d'eau sur la plaque de cuisson pour produire de la vapeur.

9. Pour que le poulet soit bien doré, placez-le dans un four préchauffé pendant 20 à 25 minutes.

10. Laisser reposer le poulet avant de le servir. Servez le poulet au citron avec des légumes rôtis, du riz à la vapeur ou une salade fraîche.

11. Versez les restes de la sauce au beurre et au citron sur le poulet avant de le servir pour donner un coup de fouet aux agrumes.

27. Steak grillé avec salsa

Pour la salsa :

Poivron rouge, bouilli (¼ tasse)

Coriandre hachée (2 cuillères à soupe)

Un oignon vert haché

Concombre anglais (1 tasse)

Un jus de citron vert

Préparer la salsa :

1. Mettre les poivrons rouges cuits, la coriandre en dés, l'oignon vert, le concombre anglais et le jus de citron vert dans un petit bol et bien mélanger. Veillez à bien remuer pour incorporer tous les ingrédients. Ne mangez pas la salsa.

2. Allumer le gril à feu moyen.

3. Sortir les steaks de filet de bœuf du réfrigérateur et les laisser se réchauffer.

4. L'huile d'olive doit être badigeonnée sur les deux côtés des steaks.

5. veiller à recouvrir uniformément les steaks de poivre noir.

6. Faire cuire les steaks pendant environ 5 minutes de chaque côté sur un gril préparé à la température souhaitée.

7. En l'absence de gril, le four peut être utilisé pour préparer les steaks. Les steaks doivent être cuits au four pendant environ 6 minutes de chaque côté.

8. Après 10 minutes de repos, retirez les steaks du gril ou du four. Cela permet d'obtenir un steak tendre et juteux en redistribuant les fluides naturels de la viande.

9. Après la cuisson, couper les steaks en fines tranches dans le sens de la largeur.

10. Tranchez un steak grillé et servez-le avec la salsa que vous avez préparée sur le dessus ou à côté.

Pour le steak :

Huile d'olive

Steaks de filet de bœuf (3 oz)

Poivre noir

Préparer le steak :

1. Commencez par préchauffer le gril pour le steak.

2. Sortir les steaks du réfrigérateur et les placer dans un endroit chaud.

3. Poivrez les steaks après les avoir enduits d'huile.

4. Pour obtenir la cuisson souhaitée, faites-les griller pendant environ 5 minutes de chaque côté dans un barbecue chaud.

5. Si vous n'avez pas accès à un gril, faites cuire les steaks au four pendant environ 6 minutes de chaque côté, puis laissez-les reposer pendant environ 10 minutes.

6. Mettez de la salsa dessus.

28. Pain de viande testé

INGRÉDIENTS :

Bœuf haché maigre (1 livre)

Vinaigre blanc

Chapelure (½ tasse)

Un gros œuf

Basilic haché (2 cuillères à soupe)

Oignon doux (½ tasse)

Thym haché (1 cuillère à café)

Ail en poudre

Persil haché (1 cuillère à café)

¼ de cuillère à café de poivre noir

Sucre roux

PROCÉDURES :

1. Après avoir vaporisé ou huilé un moule à pain avec du spray de cuisson ou du beurre, mettez-le au four pour le préchauffer jusqu'à ce que la température atteigne 350 degrés Fahrenheit (175 degrés Celsius).

2. Mélanger le bœuf haché, la chapelure, l'œuf, le vinaigre blanc, le thym, l'ail en poudre, le persil et le poivre noir dans un grand saladier.

3. Veillez à ce que la chapelure et les épices soient réparties uniformément dans la viande en utilisant vos mains propres ou une cuillère pour bien mélanger le tout.

4. Former un pain avec le mélange de viande et le placer dans le moule à pain préparé.

5. Pour ajouter un peu de douceur pendant la cuisson, saupoudrer le dessus du pain de viande d'une fine couche de cassonade.

6. Cuire le pain de viande au four pendant 50 à 60 minutes ou jusqu'à ce qu'un thermomètre à lecture instantanée inséré au centre indique 160 degrés Fahrenheit (71 degrés Celsius).

7. Attendez quelques minutes après avoir sorti le pain de viande du four avant de le trancher et de le servir.

8. Réchauffez les délicieux morceaux de pain de viande et servez-les avec les plats de votre choix et une salade saine ou de la purée de pommes de terre.

9. Laissez-vous tenter par le goût savoureux de ce pain de viande composé de bœuf haché maigre, d'herbes parfumées et d'une garniture de cassonade.

10. Les restes peuvent être conservés au réfrigérateur jusqu'à trois jours s'ils sont placés dans une boîte hermétique.

29. Rôti de pot-au-feu

INGRÉDIENTS :

Paleron de bœuf désossé (1 livre)

Fécule de maïs

Poivre noir moulu (½ cuillère à café)

Oignon doux

Ail (2 cuillères à café)

Huile d'olive

Thym séché (1 cuillère à café)

L'eau

PROCÉDURES :

1. Chauffer le four à 325 degrés Fahrenheit (165 degrés C).

2. Dans un autre récipient, mélanger la fécule de maïs et le poivre noir concassé pour préparer la solution.

3. Enduire le paleron de bœuf du mélange de fécule de maïs et de poivre noir moulu en couche égale de chaque côté.

4. Faire flamber l'huile d'olive dans un grand faitout ou une autre casserole pouvant aller directement au four, à feu moyennement vif.

5. Lorsque l'ail est aromatique et qu'il est devenu translucide, l'ajouter à la casserole avec l'oignon doux.

6. Pousser l'ail et l'oignon d'un côté de la poêle, puis saisir le paleron de bœuf des deux côtés jusqu'à ce qu'il développe une croûte brune.

7. Un peu de thym séché ferait merveille sur un paleron de bœuf saisi.

8. Verser suffisamment d'eau pour couvrir le paleron de bœuf dans la marmite. Le liquide doit remonter jusqu'à la moitié de la viande.

9. Placer la casserole couverte dans un four préchauffé à la température appropriée.

10. Faire cuire le rôti à 300 degrés pendant 2,5 à 3 heures ou jusqu'à ce que la viande soit suffisamment tendre pour être détachée à la fourchette.

11. Vérifiez souvent le pot-au-feu et, si nécessaire, ajoutez de l'eau pour éviter qu'il ne se dessèche.

12. Sortir le rôti du four et le laisser reposer quelques minutes avant de le découper.

13. Les oignons et l'ail rôtis dans leur propre jus constituent un délicieux plat d'accompagnement pour votre rôti.

CHAPITRE -3

Salade

30. Salade de bœuf au gingembre

Pour le bœuf :

Gingembre râpé (1 cuillère à soupe)

Huile d'olive

Ail haché

Bavette de flanc (1,5 kg)

Jus de citron vert pressé (2 cuillères à soupe)

Pour la vinaigrette :

Vinaigre de riz (¼ tasse)

Thym haché (1 cuillère à café)

1 jus de citron vert

Huile d'olive (¼ tasse)

Zeste d'un citron vert

Miel

Pour la salade :

Radis émincés (½ tasse)

½ oignon rouge

Laitue à feuilles vertes (4 tasses)

Préparer le bœuf :

1. Préparer la sauce en chauffant l'huile dans une casserole ou une poêle à feu moyen.

2. Faire mariner le steak, puis le retourner de manière à ce que la marinade recouvre tous les côtés de la viande.

3. Mettre un couvercle sur le bol, puis le placer dans le réfrigérateur pour faire mariner la viande.

4. Au bout d'une heure, sortir le steak du réfrigérateur et le placer sur le gril après s'être assuré qu'il a été préchauffé.

5. La viande doit être grillée pendant environ cinq minutes de chaque côté.

6. Le steak doit être placé sur une surface de coupe, puis il faut le laisser reposer pendant près de dix minutes.

7. Couper le steak en tranches très fines.

Préparer la vinaigrette :

Mettre l'huile d'olive, le jus de citron vert, le vinaigre de riz, le miel, le zeste de citron vert et le thym dans un bol et bien mélanger le tout avant de le mettre de côté.

Préparer la salade :

1. Placer une portion de l'oignon, des radis et de la laitue sur chacune des six assiettes de façon à ce qu'ils soient répartis uniformément.

2. La vinaigrette doit être versée en filet sur la salade.

3. Couper une partie du steak et l'utiliser comme garniture sur le dessus.

31. Salade de pâtes farfalle

Les élections :

Pâtes farfalle cuites (2 tasses)

1 cuillère à café de persil frais, haché

½ oignon vert, portion verte

Poivron rouge, bouilli (¼ tasse)

Jus de citron pressé

Concombre en dés (¼ tasse)

Poivron jaune

Carotte râpée (¼ tasse)

Mayonnaise (½ tasse)

Sucre cristallisé (½ cuillère à café)

Poivre noir moulu

PROCÉDURES :

1. Mélanger la mayonnaise et le sucre dans un bol avec le poivron jaune, le poivron rouge, la carotte, le concombre, l'échalote et les spaghettis jusqu'à ce que tout soit bien réparti.

2. Incorporer les poivrons rouges hachés et le sel. Dans un grand bassin Placer la mayonnaise, le sucre, la sève de citron et le persil dans un bol et mélanger tous les ingrédients.

3. Après les avoir répartis dans le mélange de spaghettis, mélanger le tout pour qu'il soit uniformément réparti et incorporé.

4. Le poivre faisait partie de l'assaisonnement utilisé.

5. Placez-les au réfrigérateur pendant une heure avant de les servir afin de les refroidir et d'en améliorer le goût.

32. Salade de feuilles aux framboises

INGRÉDIENTS :

1 échalote, coupée en tranches

Poivre noir moulu

Vinaigre balsamique (2 cuillères à soupe)

Laitue râpée (2 tasses)

Framboises (1 tasse)

1 tasse d'asperges

PROCÉDURES :

1. Placez une quantité égale de laitue dans chacun des quatre plats qui seront utilisés pour le service.

2. Placer les échalotes et les asperges dans le plat.

3. Ensuite, placer les framboises sur le mélange en veillant à ce qu'elles soient bien réparties.

4. Le vinaigre balsamique doit être saupoudré sur le dessus.

5. Ajouter un peu de poivre noir moulu.

33. Salade de poires asiatiques

INGRÉDIENTS :

Zeste d'un citron vert

2 céleris, hachés

Sucre cristallisé (1 cuillère à café)

Chou vert râpé (2 tasses)

2 échalotes, hachées

Chou rouge râpé (1 tasse)

Poivron rouge, cuit

Coriandre hachée (½ tasse)

1 poire asiatique, râpée

Huile d'olive (¼ tasse)

Jus de citron

PROCÉDURES :

1. Placer le chou vert et le chou rouge, le céleri, les oignons verts, la poire et la coriandre dans un bol et mélanger le tout avant de servir.

2. Dans un autre bol, mélanger l'huile d'olive, le zeste de citron vert, le sucre et le jus de citron vert, puis fouetter jusqu'à ce que le tout soit combiné.

3. Mélanger le mélange de choux avec le mélange de choux, puis mélanger les ingrédients.

4. Avant de servir, laisser refroidir le plat au réfrigérateur pendant une heure.

34. Salade de concombre et de chou au citron

INGRÉDIENTS :

Jus de citron pressé (¼ tasse)

Aneth haché (2 cuillères à soupe)

Échalote hachée, partie verte uniquement (2 cuillères à soupe)

Sucre cristallisé

Crème épaisse (¼ tasse)

Poivre noir moulu

1 concombre anglais en tranches

Chou râpé (2 tasses)

PROCÉDURES :

1. Dans un très petit bol, mélanger l'aneth, le sucre, la crème, le jus de citron, le poivre et l'échalote.

2. Placer le chou et le concombre dans un grand bol et bien mélanger.

3. La salade doit être arrosée de vinaigrette au citron.

4. Mettez-les au réfrigérateur pendant environ une heure.

5. Au bout d'une heure, remuez bien et servez.

35. Salade Waldorf

INGRÉDIENTS :

Raisins coupés en deux (1 tasse)

Jus de citron pressé (2 cuillères à soupe)

3 branches de céleri hachées,

Sucre cristallisé (1 cuillère à soupe)

1 grosse pomme, coupée en morceaux

Laitue (3 tasses)

Crème fraîche (½ tasse)

PROCÉDURES :

1. Déposer une quantité égale de laitue dans chacun des quatre plats, puis les mettre de côté.

2. Placer le céleri, les raisins et la pomme dans un petit bol et mélanger le tout.

3. Dans un autre plat, mélanger la crème aigre, le jus de citron et le sucre, et bien mélanger les ingrédients.

4. Mélanger le tout dans un seul bol et le faire tourner avant de l'utiliser.

5. Déposer un peu du mélange de raisin assaisonné sur chaque plat, en veillant à ce qu'il soit uniformément réparti.

36. Salade d'épinards aux fraises

INGRÉDIENTS :

Graines de sésame noir

Épinards - hachés, séchés

Jus de citron (1/8 de tasse)

Graines de pavot

Fraises, coupées en tranches (1 tasse)

Paprika (1/8 de cuillère à café)

Huile d'olive

Amandes effilées grillées (1/4 de tasse)

PROCÉDURES :

1. Placer l'huile d'olive, l'oignon, le jus de citron, les graines de pavot, les graines de sésame et le paprika dans un bol de même profondeur et bien mélanger tous les ingrédients.

2. Les amandes, les fraises et les épinards doivent ensuite être réunis dans un grand plat.

3. Répartir uniformément la vinaigrette sur le dessus de la salade.

4. Mélangez-les bien, puis mettez-les au congélateur pendant au moins 15 minutes avant de les servir.

37. Salade taboulé

INGRÉDIENTS :

½ poivron rouge et jaune haché, bouilli

Coriandre, hachée (¼ tasse)

½ courgette, bouillie

Huile d'olive

Riz blanc, cuit (4 tasses)

Poivre noir moulu

Aubergines, bouillies (1 tasse)

1 zeste de citron

Persil haché (¼ tasse)

1 citron pressé

PROCÉDURES :

1. Mettre le riz, le poivron jaune, la coriandre, la courgette, le poivron rouge, l'aubergine, la sève de citron, le persil, le zeste de citron et l'huile d'olive dans un grand plat et bien mélanger le tout.

2. Du poivre a été ajouté pour les assaisonner.

3. Mettre la salade au réfrigérateur pendant environ une heure.

4. Servir.

38. Salade de fruits aux amandes

Pour la vinaigrette :

Huile d'olive

Extrait d'amande (¼ cuillère à café)

Poivre noir moulu

Vinaigre de riz (¼ tasse)

Miel-1tsp

Moutarde moulue (¼ cuillère à café)

Pour la salade :

Laitue râpée (2 tasses)

Concombre anglais haché

Cresson haché (2 tasses)

½ oignon rouge

Fraises, coupées en tranches (1 tasse)

Préparer la vinaigrette :

1. Dans un bol, mélanger l'huile d'olive et le vinaigre de riz, et fouetter le mélange jusqu'à ce qu'il soit émulsionné.

2. Ajouter au mélange le miel, la moutarde, l'essence d'amande et le poivre, puis réserver.

Préparer la salade :

1. Placer la laitue verte, le concombre, le cresson, l'oignon et les fraises dans un plat et bien mélanger le tout.

2. Après avoir versé la vinaigrette sur la salade et l'avoir répartie uniformément, la faire tourner pour bien l'incorporer.

3. Servez et amusez-vous !

CHAPITRE- 4

Déjeuner

39. Saumon grillé en croûte d'herbes

INGRÉDIENTS :

4 filets de saumon

Huile d'olive

Origan (½ tasse)

Une gousse d'ail

Coriandre (1/3 tasse)

Oignon vert (¼ tasse)

Jus de citron

Poivre noir et sel

PROCÉDURES :

1. Préparez le four à une température de 204 degrés Celsius (400 degrés Fahrenheit).

2. Préparez un sachet individuel pour chaque filet à partir du papier d'aluminium et gardez-les à portée de main.

3. À l'aide d'un mixeur, incorporer soigneusement l'origan, le sel, l'oignon, le poivre, la coriandre, l'ail, le jus de citron et l'huile d'olive jusqu'à obtention d'une texture et d'une saveur uniformes. Bien mélanger jusqu'à ce qu'il n'y ait plus de grumeaux.

4. Une fois ces étapes terminées, la poche doit être recousue et le contenu doit être réparti uniformément sur le poisson.

5. Cuire pendant environ 35 minutes à 350 degrés.

6. Profitez-en !

40. Chili Con Carne

INGRÉDIENTS :

Tomates à l'étuvée (16 oz)

Poivron vert (½ tasse)

1 branche de céleri

Oignon

Bœuf haché (1 ½ lb)

L'eau

Huile de canola (1 cuillère à soupe)

Poudre de chili (2 cuillères à soupe)

PROCÉDURES :

1. Après avoir placé le poivron, les oignons et le céleri dans un bol, procédez au hachage de tous les ingrédients.

2. Après avoir préchauffé la poêle recouverte d'une feuille d'aluminium, placer les légumes dans la poêle et continuer à les faire cuire jusqu'à ce qu'ils deviennent mous.

3. Mettre la viande dans la poêle, veiller à ce qu'elle soit uniformément répartie et continuer à la faire cuire jusqu'à ce qu'elle devienne brune.

4. Après avoir été passées au mixeur, les tomates doivent être ajoutées à la casserole.

5. Après avoir ajouté la poudre de chili et l'eau, mélanger soigneusement tous les ingrédients.

6. Préparer à feu très doux pendant un temps considérable.

41. Sauté de poulet

INGRÉDIENTS :

Blanc de poulet (12 oz)

Miel

Vinaigre (3 cuillères à soupe)

Huile de canola (2 cuillères à soupe)

Fécule de maïs -1 ½ cuillère à soupe

Riz chaud cuit

Sauce soja

Jus d'ananas (3 cuillères à soupe)

Mélange de légumes (3 tasses)

PROCÉDURES :

1. Après avoir lavé le poulet et l'avoir coupé en morceaux, mettez-le de côté.

2. Dans une casserole, mélanger le vinaigre, le jus d'ananas, le miel, la sauce soja et la fécule de maïs. Remuez bien et mettez de côté.

3. Lorsque la poêle est chaude, ajouter l'huile, puis faire cuire les légumes pendant environ trois minutes, ou jusqu'à ce qu'ils soient tendres mais encore croquants.

4. Les retirer de la poêle et les jeter.

5. Environ quatre minutes doivent être consacrées à la cuisson du poulet dans la poêle qui a été chauffée.

6. Mettre la sauce dans le plat et la remuer souvent jusqu'à ce qu'elle devienne épaisse et bouillonnante.

7. Ajouter à nouveau les légumes et mélanger le tout.

8. Poursuivre la cuisson pendant une minute supplémentaire.

9. A servir avec le riz.

42. Pâté chinois

INGRÉDIENTS :

Un oignon

¾ tasse de carotte

Beurre (4 cuillères à soupe)

2 pommes de terre

Sauce Worcestershire (2 cuillères à café)

3 gousses d'ail

Bœuf haché (1 ½ lb)

Sauce au boeuf (½ tasse)

Poivre noir (½ cuillère à café)

Sauce tomate

1 tasse de lait

Petits pois surgelés (¾ tasse)

PROCÉDURES :

1. Après les avoir coupées, faire bouillir les pommes de terre pendant cinq minutes.

2. Dans une casserole, faire fondre l'autre moitié du beurre et faire revenir l'oignon et l'ail pendant une dizaine de minutes.

3. Placer ensuite le steak dans la poêle et le faire cuire jusqu'à ce qu'il soit bien doré.

4. Après avoir ajouté le poivre, la sauce végétarienne, la sauce tomate et la sauce Worcestershire, laisser le mélange bouillir pendant une dizaine de minutes.

5. Préchauffez votre four à 400 degrés Fahrenheit.

6. Écraser les pommes de terre avec le reste du beurre, puis mélanger les pommes de terre écrasées avec le lait.

7. Le poivre doit être utilisé pour les assaisonner.

8. Mettre le steak et les pommes de terre dans le plat de cuisson que vous avez.

9. Cuire pendant environ 29 minutes à 350 degrés.

10. Garnissez-les d'un peu de sauce.

43. Côtelettes de porc aux pommes avec farce

INGRÉDIENTS :

Six côtelettes de porc désossées

Mélange de farce à faible teneur en sodium (6 oz)

Margarine (2 cuillères à soupe)

Garniture pour tarte aux pommes (20 oz)

PROCÉDURES :

1. Mettre le four à température, de préférence 350 degrés F.

2. Mettre un peu d'huile dans une poêle et la placer sur une source de chaleur moyenne.

3. Après avoir ajouté l'eau et la margarine au mélange sec, terminer la préparation de la farce en mélangeant complètement tous les ingrédients dans un mixeur avant de les laisser de côté.

4. Placer les côtelettes de porc sur le dessus de la tarte lorsque celle-ci a été étendue pour couvrir le fond du moule.

5. Après avoir recouvert le produit d'une feuille d'aluminium et commencé la cuisson, attendre environ trente minutes.

6. Après avoir retiré le papier d'aluminium du plat, remettez-le au four pendant une dizaine de minutes supplémentaires, puis servez-le chaud.

44. Riz aux haricots noirs

Riz :

Riz brun à grains courts (1½ tasse)

L'eau

Riz brun sucré (½ tasse)

Sel

Enveloppes :

6 tortillas sans gluten

Salsa (½ tasse)

Un avocat, écrasé

Un grand igname, en morceaux

Haricots noirs préparés (3 tasses)

Salade verte biologique (2 tasses)

PROCÉDURES :

1. Faire chauffer le four (425°F).

2. Pour préparer le riz, mettre le riz à grains courts, le sel, le riz, l'eau et le riz doux dans un bol de 2 pintes, couvrir et faire bouillir.

3. Réduire le feu, cuire pendant environ 45 minutes.

4. Retirer le bol de la flamme et le laisser reposer pendant 15 minutes.

5. Pendant que le riz bout, mettre les morceaux d'igname dans un plat à gratin ; remplir d'eau.

6. Poser le couvercle sur ce plat à gratin et faire cuire au four pendant environ 45 minutes.

7. Jeter la peau des ignames et les presser légèrement à l'aide d'une fourchette.

8. Pour assembler un manteau, poser une tortilla à plat sur une assiette, mettre une petite quantité de riz au centre de celle-ci.

9. Ensuite, ajouter l'igname écrasée, la salsa, les haricots noirs, l'avocat écrasé, etc.

10. Enrouler les bords et rouler.

11. Continuer à faire des wraps avec les INGREDIENTS restants.

45. Casserole de champignons et de blé

INGRÉDIENTS :

Huile de tournesol (60ml)

Poivre vert (75g)

Champignons, hachés

Oignon, haché (150g)

Herbes mélangées (2g)

210 g de blé concassé

Persil, haché

PROCÉDURES :

1. Commencez par porter l'huile dans votre poêle à une température légèrement supérieure à la température moyenne.

2. Cuire les champignons, le poivron et l'oignon après les avoir ajoutés au plat.

3. Au bout d'un certain temps, après avoir ajouté le poivre, les herbes, l'eau et le blé, porter le mélange à ébullition.

4. Cuire à haute température jusqu'à ce que tout le liquide ait été absorbé.

5. Les mettre à l'abri de la chaleur.

6. Ensuite, saupoudrer le dessus avec le persil haché et servir.

46. Lentilles et épinards

INGRÉDIENTS :

Epinards hachés (4 tasses)

Gingembre râpé (2 cuillères à café)

L'eau

1 oignon, coupé en dés

Cumin moulu (1 cuillère à café)

Pâte de curcuma moulu (½ cuillère à café)

Huile de coco

Garam masala en poudre (1 cuillère à café)

Poivre de Cayenne

Lentilles vertes ou brunes (2 tasses)

Sel

PROCÉDURES :

1. Dans une cocotte, faire chauffer l'huile de coco.

2. Au bout d'un moment, ajouter l'oignon et laisser mijoter pendant environ 5 minutes.

3. Ajoutez ensuite le cumin, le poivre de Cayenne, le garam masala, le gingembre et le curcuma, et poursuivez la cuisson pendant une minute supplémentaire.

4. Pendant ce temps, mettre les oignons, les épices, les lentilles et l'eau dans un autre bol.

5. Couvrir la marmite et laisser mijoter pendant environ une demi-heure.

6. Ajouter le sel et les épinards.

7. Poursuivre la cuisson quelques minutes, puis servir chaud.

47. Curry de pois chiches et de courge

INGRÉDIENTS :

Huile de coco (2 cuillères à soupe)

Sel

Liquide d'ébullition des haricots réservé (1 tasse)

Pois chiches cuits (3 tasses)

Poudre de curry

Cannelle moulue

Cinq gousses d'ail écrasées

Cumin moulu (1 cuillère à café)

Choux frisés hachés (4 tasses)

Coriandre moulue (1 cuillère à café)

Poivre de Cayenne

Tomates en dés (2 tasses)

Curcuma moulu (½ cuillère à café)

2 courges délicates, coupées en tranches

Un oignon, haché

PROCÉDURES :

1. Dans une casserole à feu doux ou moyen, faire ramollir l'huile de coco.

2. Au bout d'un moment, ajouter l'oignon et laisser mijoter pendant environ 5 minutes.

3. Après avoir ajouté les épices et l'ail, continuer à laisser mijoter pendant une minute supplémentaire.

4. Après avoir ajouté les tomates et la courge, couvrir la casserole et poursuivre la cuisson jusqu'à ce que la courge soit tendre à la fourchette.

5. Mélanger les pois chiches cuits, le chou frisé, le liquide réservé après avoir fait bouillir les haricots et le sel.

6. Préparer pendant environ 5 minutes.

7. Si vous souhaitez ajouter du sel et des épices, ajoutez-les maintenant.

CHAPITRE 5

Restauration rapide
48. Sauté de légumes

INGRÉDIENTS :

Légumes frais mélangés, en tranches ou en julienne, tels que poivrons, carottes, fleurons de brocoli, pois chiches et champignons.

Les aromates, tels que l'ail et le gingembre, sont finement hachés.

La protéine de votre choix, telle que le tofu ou le tempérament, coupée en cubes ou en morceaux.

Huile bouillante de votre choix, telle que l'huile de sésame ou l'huile végétale

Faire sauter l'épice de votre choix, comme la sauce soja ou la sauce teriyaki.

Riz ou nouilles cuits

PROCÉDURES :

1. Dans un grand wok, faire chauffer une cuillère à café d'huile ou de beurre jusqu'à ce qu'elle grésille.

2. Compter l'ail et le gingembre émincés dans l'huile chauffée pour faire apparaître leur danse aromatique et leur base gustative.

3. Incorporer les légumes en tranches ou en julienne dans le sauté, en visualisant leurs couleurs vives et leur croquant agréable.

4. Faire sauter les légumes rapidement, en savourant les grésillements et la texture tendre et croustillante.

5. Saupoudrer la sauce pour sautés sur les légumes et mélanger pour les recouvrir uniformément.

6. Faire sauter quelques minutes supplémentaires pour absorber les épices et épaissir la sauce.

7. Retirez le wok du brûleur et admirez les légumes colorés et le merveilleux parfum.

8. Savourez le Sauté de légumes sur du riz ou des nouilles pour plus de saveur et de gourmandise.

49. Salsa aux poivrons

INGRÉDIENTS :

Poivrons rouges (1 livre)

Un oignon, haché

Un piment jalapeño, haché

Vinaigre de cidre de pomme (½ tasse)

Deux piments bananes, coupés en morceaux

Ail, émincé (deux cuillères à café)

Trois cuillères à soupe de coriandre

Sucre cristallisé

Un poivron vert haché

PROCÉDURES :

1. Mettre les piments bananes, l'ail, les piments jalapeño, les poivrons rouges, l'oignon, les poivrons verts, le sucre et le vinaigre de cidre de pomme dans une grande casserole préalablement préparée et mélanger tous les ingrédients très bien.

2. Porter le liquide à ébullition en le remuant constamment pendant le processus.

3. Réduire à petits bouillons et continuer pendant encore une heure.

4. Au bout d'un certain temps, ajouter la coriandre et laisser mijoter à feu doux pendant environ 15 minutes.

5. Le retirer de la poêle en entier.

Attendez vingt minutes avant d'essayer de le toucher à nouveau.

5. Mettez la salsa dans un récipient qui empêche l'air de pénétrer, puis conservez-la au réfrigérateur.

7. Pour servir, mélanger tous les ingrédients et réfrigérer avant de servir avec des chips tortilla préparées.

50. Wrap méditerranéen

INGRÉDIENTS :

Tortilla au blé entier et riche en fibres

Légumes frais mélangés, coupés en fines tranches ou en dés, tels que concombres, poivrons, tomates et oignons rouges.

Olives Kalamata, dénoyautées et coupées en tranches

Fromage feta, émietté

Nouvelles herbes, telles que le persil ou la menthe

Un houmous léger pour un repas agréable et délicieux

Pressez du jus de citron pour une note piquante et rafraîchissante.

PROCÉDURES :

1. Montrez qu'une tortilla au blé complet ou aux épinards peut contenir divers éléments.

2. Imaginez une couche épaisse de houmous crémeux sur la tortilla et sa saveur veloutée.

3. Appréciez les couleurs éclatantes et le délicieux croquant des légumes finement tranchés ou hachés sur la tortilla.

4. Parsemer les légumes d'une poignée d'olives Kalamata, en visualisant leur goût salé et acidulé.

5. Ajouter de la feta émiettée, qui ajoute du sel et de l'onctuosité à chaque bouchée.

6. Ajoutez une poignée d'herbes fraîches comme le persil ou la menthe, en imaginant leur parfum et leurs tons éclatants.

7. Rouler la tortilla en rentrant les bords et savourer le mélange des saveurs.

8. Continuez à rouler pour obtenir des wraps solidement liés avec de magnifiques enrobages de légumes, de fromage et d'épices.

9. Coupez le wrap en deux ou en rouleaux plus courts, en respectant la section transversale colorée et la merveilleuse diversité.

10. Admirez le roulé méditerranéen en sachant qu'il a un goût et une texture équilibrés.

11. Savourez chaque goût de ce délicieux voyage d'inspiration méditerranéenne.

51. Limande à la coriandre et au citron vert

INGRÉDIENTS :

Mayonnaise (¼ tasse)

Poivre noir moulu

Un jus de citron vert pressé

Coriandre, hachée (½ tasse)

Un zeste de citron vert

(3 onces) de filets de limande

PROCÉDURES :

1. Mettre le four à une température de 400 degrés Fahrenheit.

2. La mayonnaise, le jus de citron vert, le zeste de citron vert et la coriandre doivent être mélangés dans un petit bol et remués jusqu'à ce que les ingrédients soient complètement incorporés.

3. Placez les quatre feuilles d'aluminium sur une surface qui a été bien désinfectée au préalable.

4. Au milieu de chaque carré, placer un filet de limande.

5. Après avoir laissé passer un peu de temps, procéder à l'application de la mayonnaise sur l'ensemble des filets.

6. Le poivre est le condiment idéal pour les assaisonner.

7. Pour préparer le poisson à la cuisson, formez un paquet avec le papier d'aluminium, enroulez-le autour du poisson et placez-le sur une plaque de cuisson.

8. La cuisson doit durer environ 5 minutes.

9. Servir le repas après l'avoir sorti de son emballage.

52. Frites de pommes de terre à la française

INGRÉDIENTS :

Poivre et sel

Les patates douces sont épluchées et coupées en tranches très fines.

Huile d'olive

Assaisonnements facultatifs, comme le paprika, l'ail en poudre ou le poivre de Cayenne, pour plus de saveur

PROCÉDURES :

1. Préparez le micro-four en le chauffant.

2. Placer les frites de pommes de terre dans un grand plat et mélanger le sel et l'huile dans le bol. Veillez à couvrir uniformément les frites pour qu'elles soient croustillantes.

3. Pour donner plus de goût aux frites, assaisonnez-les avec du sel, du poivre et les herbes de votre choix, en gardant à l'esprit que les patates douces ont déjà un parfum distinct.

4. Disposer les frites de patates douces assaisonnées en une seule couche sur la plaque de cuisson préparée, en laissant suffisamment d'espace entre chaque frites pour qu'elles soient croustillantes.

5. Cuire les frites au four à micro-ondes pendant environ 22 à 28 minutes, en les retournant une fois à mi-cuisson, jusqu'à ce qu'elles soient légèrement dorées et croustillantes.

53. Burger végétarien

INGRÉDIENTS :

Galettes de hamburgers végétariens, achetées dans le commerce ou faites maison

Pains à burger

Oignon rouge, finement émincé

Avocat marqué

Cornichons

Tomate

Feuilles de laitue

Condiments au choix, tels que ketchup, moutarde ou mayo végétalienne, pour rehausser les saveurs selon un goût unique.

PROCÉDURES :

1. Faire chauffer le gril de la cuisinière à feu moyen.

2. Chauffer et griller les galettes de hamburgers aux légumes selon les PROCÉDURES indiquées sur l'emballage ou selon votre préférence.

3. Pendant que les hamburgers aux légumes cuisent, faire griller doucement les petits pains pour qu'ils soient dorés et croustillants.

4. Garnir les petits pains grillés d'avocat, de tomate, d'oignon rouge, de laitue et de cornichons après la cuisson des galettes végétariennes.

5. Tartinez les petits pains de ketchup, de moutarde ou de mayo végétalienne pour leur donner de la saveur et de l'humidité.

6. Imaginez la texture et le goût robustes des galettes de légumes cuites sur les garnitures.

7. Enfoncer délicatement les hamburgers dans la moitié supérieure des petits pains.

8. Servez des burgers végétariens avec des frites de patates douces pour un souper sain.

6. Transférer et refroidir les frites de patates douces.

7. Savourez le savoureux mélange de burgers chauds et de burgers végétariens.

54. Poulet aux noix de cajou

INGRÉDIENTS :

1 grappe d'oignons verts

1 poivron jaune haché et 1 branche de céleri hachée

3 cuillères à soupe d'huile de coco

2 tasses de cuisses sans os ni peau

2 cuillères à soupe de gingembre finement haché, pelé et rincé

3 tasses de bouillon de poule

Poivre noir

2 milligrammes de farine d'arrow-root

1 cuillère à café de sel

1 tasse de noix hachées et salées

4 gousses d'ail hachées

PROCÉDURES :

1. Hacher les échalotes et les autres ingrédients verts et blancs

2. La meilleure façon de préparer un gringalet est de l'éponger, de le couper en morceaux de 2 pouces et de l'assaisonner de poivre et de sel.

3. Faire chauffer une poêle à feu vif.

4. Le poulet doit être cuit pendant 5 minutes pendant que l'huile coule et est remuée. Se diriger vers la poubelle.

5. Jusqu'à ce que les poivrons soient tendres, environ 7 minutes, mélanger le céleri, l'ail, le gingembre, les chips de poivron rouge, le poivron et les blancs d'échalotes dans une poêle et remuer souvent.

6. Les légumes dans un bol, puis la soupe mélangée à la farine d'arrow-root et la sauce.

7. Baisser le feu et laisser mijoter jusqu'à réduction, en remuant de temps en temps.

8. Incorporer le poulet, les oignons verts, les noix de cajou et les liquides.

CHAPITRE 6

Soupes et ragoûts

55. Ragoût de chou aux herbes

INGRÉDIENTS :

Beurre non salé (une cuillère à café)

Poivre noir moulu

Ail haché

Sarriette (1 cuillère à café)

Haricots verts (1 tasse)

½ oignon, haché

Persil haché (2 cuillères à soupe)

Deux cuillères à soupe de jus de citron pressé

Un oignon vert, haché

Chou râpé (6 tasses)

Trois branches de céleri

Origan, haché (une cuillère à café)

L'eau

Thym (1 cuillère à soupe)

PROCÉDURES :

1. Vous pouvez faire fondre le beurre dans la marmite que vous avez en la chauffant à une température intermédiaire.

2. Mettre l'oignon et l'ail dans la casserole, puis baisser le feu et les laisser cuire pendant environ trois minutes.

3. Ajouter suffisamment d'eau pour couvrir le chou, le céleri, la sarriette, l'oignon, le thym et l'origan, ainsi que le persil, dans une marmite et faire chauffer à feu moyen.

4. Porter l'eau à ébullition et, une fois l'ébullition atteinte, réduire le feu.

5. La soupe doit être cuite pendant environ 25 minutes pour obtenir la consistance souhaitée.

6. Ajouter ensuite les haricots verts et laisser la casserole continuer à bouillir pendant environ trois minutes avec les haricots.

7. Le poivre est le condiment idéal pour les assaisonner.

8. À consommer à chaud.

56. Soupe à l'oignon

INGRÉDIENTS :

Oignons, coupés en fines tranches

Thym haché (1 cuillère à soupe)

Bouillon de poulet (2 tasses)

Poivre noir moulu

2 tasses d'eau

Beurre non salé

PROCÉDURES :

1. Dans une grande casserole, faire fondre le beurre à feu doux ou moyen.

2. Ajoutez ensuite les oignons et, pendant la cuisson, veillez à les remuer souvent à l'aide d'une cuillère en bois ou d'une spatule.

3. Laisser cuire pendant environ une demi-heure, ou jusqu'à ce que les oignons aient atteint le stade où leurs sucres sont caramélisés.

4. Ensuite, porter à ébullition l'eau et le bouillon de poule qui ont été inclus dans la soupe, dans une casserole séparée.

5. La soupe doit être laissée à mijoter pendant environ 15 minutes après avoir été ramenée à feu doux.

6. Ajouter ensuite le thym et mélanger le tout.

7. Le poivre est le condiment idéal pour les assaisonner.

8. Ils doivent être servis le plus rapidement possible.

57. Soupe aux lentilles

INGRÉDIENTS :

Lentilles sèches

Huile d'olive

Tomates en dés

Carottes, céleri, oignons et ail coupés en dés

Feuilles de laurier avec du thym frais

Bouillon de poulet ou de légumes

PROCÉDURES :

1. Nettoyer les lentilles sèches en appréciant leur odeur de terre et leur surface solide.

2. Allumez l'huile dans un grand brûleur, en anticipant le sifflement et l'odeur.

3. Comptez les légumes coupés en dés dans l'eau et montrez leur danse colorée.

4. Faire sauter les légumes jusqu'à ce qu'ils soient tendres et parfumés, en savourant les arômes et la base de la soupe.

5. Mélangez les lentilles et les légumes lavés dans la piscine et imaginez le goût qu'ils auront et faites-les bouillir tranquillement.

6. Servir les lentilles et les légumes dans un bouillon crémeux de poulet ou de légumes.

7. Ajouter quelques herbes fraîches comme le thym ou le laurier, en imaginant que leur énergie aromatique réchauffe et flatte la soupe.

8. Après avoir porté la soupe à frémissement, réduire le feu à un faible frémissement pour permettre aux saveurs de se mélanger et aux lentilles de devenir plus tendres.

9. Faites cuire la soupe à la vapeur pendant la durée recommandée pour la variété de lentilles et observez-la se transformer en un repas nutritif et rafraîchissant.

10. Sentez la soupe de lentilles bouillante et découvrez la commodité et le plaisir.

11. Verser la soupe dans des assiettes, en anticipant la fumée et la vue alléchante des lentilles moelleuses et des légumes délectables.

12. Laissez refroidir la soupe, en sachant que chaque bouchée réchauffera votre corps et votre âme.

13. Goûter les lentilles, les légumes et les assaisonnements.

14. Recommencez après chaque dégustation pour découvrir la clarté et la santé de cette soupe de lentilles.

58. Soupe de bœuf rôti

INGRÉDIENTS :

Huile d'olive

Ail (2 cuillères à café)

Farine (¼ tasse)

Thym (1 cuillère à café)

Une carotte

Poivre noir moulu

½ oignon doux, haché

L'eau

Bouillon de bœuf, préparé (1 tasse)

2 branches de céleri

Persil haché (2 cuillères à soupe)

Rôti de paleron de bœuf, désossé (½ livre)

Fécule de maïs (1 cuillère à café)

PROCÉDURES :

1. Préparez le four à 350 degrés Fahrenheit.

2. Placer la farine et le poivre noir moulu dans un grand sac de congélation en matière synthétique et bien mélanger.

3. Ajouter les morceaux de viande dans le sac et bien mélanger pour les enrober.

4. L'huile d'olive doit être chauffée dans la marmite allant au four.

5. Faire cuire chaque morceau de bœuf pendant environ cinq minutes, ou jusqu'à ce qu'il atteigne la couleur souhaitée.

6. Retirer le steak et le placer dans un bol séparé ou sur un plat.

7. Après avoir ajouté l'oignon et l'ail dans la casserole, les laisser mijoter pendant environ trois minutes.

8. Les placer dans le bouillon de bœuf, puis déglacer la casserole au fur et à mesure que l'on nettoie le sol afin d'éliminer tout reste de liquide de bœuf.

9. Une assiette doit contenir de l'eau, des carottes, du céleri, du jus de viande et du thym.

10. Refermez le couvercle de la marmite le plus solidement possible et mettez-la au four.

11. Faire cuire le ragoût au four pendant environ une heure, en le remuant périodiquement.

12. Débarrassez-vous du ragoût qui cuit dans le four.

13. Pour rendre la sauce plus épaisse, ajouter de la fécule de maïs et la mélanger à la sauce bouillante avec deux cuillères à café d'eau.

14. Ajouter un peu de poivre noir moulu au plat.

15. Garnissez-les d'un peu de persil frais.

59. Soupe de chou-fleur au curry

INGRÉDIENTS :

3 tasses d'eau

Un petit chou-fleur

Beurre non salé (une cuillère à café)

Un oignon, haché

Crème fraîche (½ tasse)

Poudre de curry (deux cuillères à café)

Ail haché (2 cuillères à café)

Coriandre, hachée (trois cuillères à soupe)

PROCÉDURES :

1. L'utilisation d'une grande casserole et son chauffage à feu modéré permettent de s'assurer que le beurre est bien fondu.

2. La cuisson de l'ail et de l'oignon pendant environ trois minutes devrait suffire.

3. Le chou-fleur, la poudre de curry et l'eau doivent être mélangés dans un grand bol.

4. Une fois que les ingrédients ont atteint une ébullition, réduire le feu à un mijotage.

5. Maintenir un faible frémissement pendant une vingtaine de minutes.

6. Placez les ingrédients dans un mixeur et mixez-les jusqu'à ce que le résultat soit aussi lisse et crémeux que de la soie.

7. Répéter le processus de transfert de la soupe dans la casserole.

8. Incorporer la coriandre finement hachée ainsi que la crème aigre.

9. Maintenir la température à un léger frémissement pendant environ cinq minutes.

60. Soupe au poulet et aux légumes

INGRÉDIENTS :

Beurre non salé

Poivre noir moulu

½ oignon doux coupé en dés

Bouillon de poulet - une tasse

Thym, haché (une cuillère à café)

Deux branches de céleri, hachées

L'eau

Ail haché (2 cuillères à café)

Blanc de poulet cuit, coupé en morceaux (2 tasses)

Une carotte, coupée en dés

Persil (deux cuillères à soupe)

PROCÉDURES :

1. Vous pouvez faire fondre le beurre dans la poêle dont vous disposez en choisissant une température intermédiaire.

2. Après avoir ajouté l'ail et l'oignon, poursuivre la cuisson pendant environ trois minutes supplémentaires.

3. Au bout d'un certain temps, ajoutez les carottes, l'eau, le céleri et le bouillon de poule dans la marmite.

4. La soupe doit être portée à ébullition.

5. Baisser le feu et poursuivre la cuisson à petits frémissements pendant environ une demi-heure.

6. Ensuite, il convient d'ajouter le thym et de laisser la soupe bouillir pendant deux minutes supplémentaires.

7. Le poivre est le condiment idéal pour les assaisonner.

8. Ajouter un peu de persil frais haché sur chaque portion.

61. Soupe de poulet aux nouilles

INGRÉDIENTS :

Bouillon de poulet (1 ½ tasse)

Sel

Poulet cuit (1 tasse)

L'eau

Poivre noir

Carotte (¼ tasse)

Assaisonnement pour volaille (¼ de cuillère à café)

Nouilles aux œufs non cuites (2 oz.)

PROCÉDURES :

1. Placez l'eau et le bouillon dans la mijoteuse, puis réglez la température pour qu'elle soit la plus basse possible.

2. Le sel, le poivre noir et l'épice à volaille ne sont pas déjà inclus dans ces produits, il faudra donc y ajouter ces trois épices avant de pouvoir les utiliser.

3. La préparation du poulet nécessite un certain nombre d'étapes, dont deux sont la coupe de la carotte et le parage de la volaille.

4. Elles doivent être mises dans le bouillon en même temps que les nouilles si vous voulez obtenir les meilleurs résultats.

5. Il faut prévoir environ vingt-cinq minutes pour effectuer l'opération de cuisson.

62. Soupe aux poires, céleri-rave et panais

INGRÉDIENTS :

Huile d'olive (2 cuillères à soupe)

Vin blanc sec (½ tasse)

1 panais, haché

Sel

Un oignon, haché

Poivre noir

3 gousses d'ail hachées

Deux racines de céleri, hachées

Thym séché (1 cuillère à café)

Deux poires mûres, coupées en morceaux

Bouillon de poulet maison (6 tasses)

PROCÉDURES :

1. Pour ramollir doucement l'huile d'olive, la faire chauffer dans une casserole à feu modéré.

2. Au bout d'un certain temps, mélanger l'oignon et poursuivre la cuisson pendant environ 7 minutes, jusqu'à ce que l'oignon commence à brunir.

3. Le panais, le vin, les poires, l'ail, le céleri et le thym doivent être ajoutés à ce stade.

4. Laisser cuire pendant environ un quart d'heure avec le couvercle sur la casserole pendant qu'elle est sur le feu.

5. Le poivre et le sel sont les deux assaisonnements à utiliser.

6. Après les avoir laissés refroidir progressivement, vous devez utiliser un mixeur à immersion pour en faire une purée lisse.

7. Servir.

63. Soupe au citron vert

INGRÉDIENTS :

Deux piments

Oignon

Huit gousses d'ail

Blanc de poulet, cuit (1 ½ tasse)

Une tomate

Poivre noir (1/1 cuillère à café)

Une feuille de laurier entière

Tortillas de maïs

Huile d'olive

Bouillon de poulet (4 tasses)

Spray de cuisson

Coriandre (¼ tasse)

¼ de cuillère à café de sel

Jus de citron vert pressé

PROCÉDURES :

1. Préchauffer le four à 400 degrés Fahrenheit. Préparer un hachis avec les gousses d'ail, l'oignon et la coriandre.

2. Préparer les tomates et les piments en les coupant en tranches très fines.

4. Mettez les graines à la poubelle, puis épluchez et désossez le poulet.

5. Couper les tortillas en fines lamelles, puis les disposer en une seule couche sur une plaque à pâtisserie.

6. Après avoir saupoudré d'huile, faire cuire le mélange pendant environ trois minutes.

7. Mettez-le de côté pour qu'il refroidisse.

8. Après avoir préchauffé l'huile, ajouter l'ail, les piments et l'oignon et poursuivre la cuisson jusqu'à ce que l'oignon devienne translucide.

9. Mettre la tomate, le poulet, le sel et le bouillon dans la marmite, puis ajouter une feuille de laurier.

10. Maintenir un léger frémissement pendant environ 10 minutes.

11. Verser ensuite le jus de citron vert et incorporer la coriandre.

12. Ajouter un peu de poivre noir moulu.

13. Servir encore chaud, en répartissant les morceaux de tortilla sur le dessus.

64. Soupe au riz et au bœuf

INGRÉDIENTS :

Bœuf haché extra-maigre (1,5 kg)

Bouillon de bœuf, préparé (1 tasse)

Poivre noir

Un oignon doux, haché

Thym, haché (1 cuillère à café)

Ail haché

Riz blanc non cuit (½ tasse)

½ tasse de haricots verts

Une branche de céleri, hachée

L'eau

PROCÉDURES :

1. Mettre la poêle sur la cuisinière à feu moyen, puis ajouter le bœuf haché dans la poêle.

2. Faire cuire la viande pendant un certain temps, jusqu'à ce qu'elle devienne brune.

3. Réduire l'excès de graisse.

4. Après un certain temps, ajouter l'oignon et l'ail dans la casserole.

5. La cuisson doit durer environ 3 minutes.

6. Ajouter ensuite le riz, le céleri, le bouillon de bœuf et l'eau.

7. Porter l'eau à ébullition, puis baisser le feu.

8. Laisser mijoter à feu doux pendant environ une demi-heure.

9. Ajouter ensuite le thym et les haricots verts et laisser mijoter pendant environ trois minutes.

10. Retirez-les de l'environnement brûlant.

11. Le poivre doit être utilisé pour les assaisonner.

CHAPITRE -7

Produits de base pour la cuisine

65. Mayonnaise maison

INGRÉDIENTS :

Jus de citron pressé (1½ cuillère à café)

Huile d'olive

Moutarde en poudre (¼ cuillère à café)

Deux jaunes d'œuf

PROCÉDURES :

1. Presser les citrons et ajouter la moutarde en poudre dans un petit bol. La moutarde en poudre doit être bien mélangée avant d'être utilisée.

2. Dans un autre récipient, fouetter les jaunes d'œufs jusqu'à ce qu'ils soient épais et crémeux.

3. En fouettant constamment, ajouter lentement l'huile d'olive aux jaunes d'œufs. En versant, commencer par un filet lent et régulier et augmenter la vitesse au fur et à mesure que le mélange épaissit.

4. Continuer à fouetter tout en ajoutant progressivement l'huile d'olive pour obtenir une consistance de mayonnaise. Si vous souhaitez que vos sauces soient épaisses et riches, n'hésitez pas à augmenter la quantité d'huile d'olive.

5. Incorporer le jus de citron et la moutarde jusqu'à ce que la mayonnaise soit complètement lisse après avoir ajouté l'huile d'olive. Mélanger à nouveau pour s'assurer que tout est uniformément réparti.

6. Vérifier l'assaisonnement de la mayonnaise maison et y apporter les modifications nécessaires.

7. Mettre la mayonnaise maison dans un récipient stérilisé et hermétique.

8. La mayonnaise peut être conservée au réfrigérateur pendant une semaine.

9. Vous pouvez étaler la mayonnaise maison sur des sandwichs, des salades, des wraps, ou l'utiliser comme sauce ou base d'assaisonnement pour une grande variété de plats.

10. Goûtez la différence que la mayonnaise maison peut apporter à vos repas.

66. Compote de pommes à la cannelle

INGRÉDIENTS :

Muscade (¼ cuillère à café)

Cannelle moulue (une cuillère à café)

Huit pommes, coupées en fines tranches

Piment de la Jamaïque moulu

½ tasse d'eau

PROCÉDURES :

1. Après avoir mélangé les pommes, l'eau, la noix de muscade, le piment de la Jamaïque et la cannelle dans une casserole, remuez bien le mélange avant de le déguster.

2. Faire cuire le mélange de pommes pendant environ une demi-heure, en veillant à le remuer au moins trois fois. Éliminer la casserole

3. L'application d'une pression sur les pommes à l'aide du presse-purée peut vous aider à obtenir la consistance souhaitée pour le produit fini.

4. Donnez-leur un peu de temps pour se ressaisir.

5. Après avoir été placés là, ils peuvent être conservés pendant une semaine au réfrigérateur avant de devoir être jetés.

67. Pesto aux herbes

INGRÉDIENTS :

Feuilles de basilic (1 tasse)

Deux gousses d'ail

Feuilles d'origan (½ tasse)

Huile d'olive

Feuilles de persil (½ tasse)

Jus de citron pressé (2 cuillères à soupe)

PROCÉDURES :

1. Les feuilles de basilic, d'origan et de persil doivent être rincées à l'eau froide pour commencer. Pour les sécher, utilisez un torchon propre ou du papier absorbant.

2. Mettre les gousses d'ail, les feuilles de basilic, les feuilles d'origan et les feuilles de persil dans un mixeur. Hacher les éléments à l'aide du mixeur plusieurs fois.

3. Ajouter lentement l'huile d'olive tout en laissant tourner le robot ou le mixeur afin de créer une pâte épaisse.

4. Incorporer le jus de citron fraîchement pressé et continuer jusqu'à ce que le pesto soit lisse et crémeux à souhait.

5. Goûter le pesto d'herbes et ajuster le sel et le poivre. Vous pouvez modifier les assaisonnements à votre convenance.

6. Mettre le pesto d'herbes dans un bocal ou un autre récipient hermétique.

7. Conserver au réfrigérateur jusqu'à une semaine si l'on n'en a pas besoin immédiatement ; veiller à bien couvrir le récipient.

8. Le pesto d'herbes a plusieurs applications. Il se marie bien avec les sandwichs grillés, rehausse le goût des pâtes et complète les légumes rôtis.

9. Essayez ce pesto aux herbes, vif et parfumé, de nouvelles façons de faire et soyez audacieux dans vos explorations culinaires.

10. Ce pesto d'herbes fait à la main déborde de saveur et est le bienvenu dans n'importe quel plat.

68. Sauce Alfredo

INGRÉDIENTS :

Parmesan (2 cuillères à soupe)

Muscade (¼ cuillère à café)

Poivre noir

Beurre non salé (deux cuillères à soupe)

1 tasse de lait de riz

Farine (1½ cuillère à soupe)

Ail haché (1 cuillère à café)

Fromage à la crème (¾ tasse)

PROCÉDURES :

1. Il est préférable de faire fondre le beurre dans une casserole à feu doux ou moyen.

2. Placer la farine et l'ail dans un bol et mélanger les deux ingrédients à l'aide d'un fouet pour obtenir une pâte. La pâte doit être chauffée pendant deux minutes au total.

3. Après avoir ajouté le lait de riz, remuer vigoureusement pour bien mélanger le tout.

4. Porter le mélange à ébullition et continuer à le faire bouillir jusqu'à ce qu'il épaississe.

5. L'onctuosité de la sauce peut être obtenue en fouettant la noix de muscade, le parmesan et le fromage frais jusqu'à obtention de la consistance souhaitée.

6. Retirez-les du feu et saupoudrez-les de poivre noir moulu.

7. Dès que possible, servir la sauce sur les pâtes.

69. Réduction balsamique

INGRÉDIENTS :

Sucre cristallisé (une cuillère à soupe)

Vinaigre balsamique (2 tasses)

PROCÉDURES :

1. Mettre une poêle sur le feu et régler la température pour qu'elle soit moyenne.

2. Pour préparer le sucre balsamique, mélanger à parts égales le sucre et le vinaigre balsamique dans un bol à l'aide d'un fouet.

3. L'étape suivante consiste à les porter à ébullition, alors commencez tout de suite.

4. Réduire la flamme à feu doux et continuer à faire frire le mélange à intervalles aléatoires pendant une vingtaine de minutes tout en fouettant.

5. Éliminez-les, puis attendez un peu pour vous assurer qu'ils ont suffisamment refroidi.

6. Placez les produits à l'intérieur d'un récipient dont le couvercle peut être fixé.

7. La température de la réduction balsamique doit toujours être maintenue au même niveau que la température ambiante.

70. Vinaigrette balsamique

INGRÉDIENTS :

Poivre noir

Vinaigre balsamique (1 tasse)

Huile d'olive

Ail haché (1 cuillère à café)

Quatre cuillères à café de basilic haché

Oignon émincé (2 cuillères à soupe)

Persil haché (2 cuillères à café)

PROCÉDURES :

1. L'huile d'olive et le vinaigre balsamique doivent être mélangés dans une petite bassine et bien remués avant d'être utilisés.

2. Après un certain temps, ajouter l'ail, l'oignon, le persil et le basilic, puis bien mélanger les ingrédients.

3. Le poivre est le condiment idéal pour les assaisonner.

4. Mettre la vinaigrette dans un bocal pouvant contenir environ un verre de liquide et couvrir le bocal avec son couvercle.

5. Il est nécessaire de maintenir une température adéquate dans la zone de stockage pendant les deux semaines suivantes.

6. Faites-le tourner dans vos mains plusieurs fois avant de l'utiliser.

71. Vinaigrette à la banane et aux noix

INGRÉDIENTS :

Vinaigre aromatisé aux fruits (¼ tasse)

Noix (2 cuillères à soupe)

2 bananes

Raisins secs (2 cuillères à soupe)

PROCÉDURES :

1. Mixer ou transformer les noix et le vinaigre aromatisé aux fruits jusqu'à obtention d'un mélange homogène.

2. Dans un mixeur, mélanger les ingrédients jusqu'à ce que les noix soient finement hachées et que le vinaigre soit bien intégré.

3. Retirer les pelures et couper les bananes en petits morceaux. Mettre les morceaux de banane dans le hachoir ou le mixeur.

4. Répéter les processus de mixage jusqu'à ce que les bananes soient entièrement réduites en purée et que la combinaison noix-vinaigre soit incluse.

5. Mettez quelques raisins secs dans votre mixeur ou votre robot ménager.

6. Pulser plusieurs fois pour mélanger les raisins secs à la vinaigrette sans en détruire complètement la consistance.

7. Vous pouvez modifier les goûts de la vinaigrette en la goûtant. Augmentez la quantité de vinaigre pour un goût plus piquant ou plus sucré, ou augmentez la quantité de noix pour une saveur plus noisette.

8. La vinaigrette à la banane et aux noix peut être conservée dans un bocal ou un récipient hermétique.

9. La vinaigrette doit être placée au moins 30 minutes au réfrigérateur pour refroidir et permettre aux saveurs de se combiner.

10. Avant de servir, remuez bien la vinaigrette pour vous assurer que tous les ingrédients sont uniformément répartis.

11. Assaisonnez vos salades, vos bols de céréales ou vos légumes rôtis avec cette savoureuse et nouvelle vinaigrette aux noix et à la banane.

12. Cette vinaigrette délicieuse et adaptable a une texture crémeuse, une saveur d'agrumes et un léger goût de noisette.

CHAPITRE 8

Dîner

72. Flocons d'avoine cuits au four à la pomme et à la cannelle

INGRÉDIENTS :

Flocons d'avoine, 3 tasses

Sirop d'érable, 2 cuillères à soupe

2 pommes de taille moyenne, évidées, pelées et coupées en cubes

Cannelle 1 cuillère à café

Noix hachées 1/2 tasse

1/4 de tasse de raisins secs ou de canneberges séchées

1 3/4 tasse de lait

1/4 de cuillère à café de sel pour rehausser le goût général

Essence de vanille 1 cuillère à café

Œuf 1

PROCÉDURES :

1. Graisser une poêle allant au four et chauffer le four. Cela empêche les flocons d'avoine cuits de coller.

2. Mélanger les flocons d'avoine, les pommes en dés, les amandes hachées, les raisins secs ou les canneberges séchées, le sirop d'érable (ou le miel), la cannelle, le sel et la levure chimique pure dans un bol. Bien mélanger pour que tout soit uniformément enrobé de cannelle.

3. Appréciez le mélange de textures et de goûts du bol.

4. Mélanger l'œuf, le lait et la vanille dans un autre bol.

5. Incorporer la sauce aux ingrédients secs à l'aide d'un fouet. Veiller à ce que le mélange de lait couvre tous les composants secs.

6. Observez les ingrédients s'épaissir pour former une délicieuse pâte d'avoine.

7. Étendre la pâte d'avoine sur la plaque ou la poêle à frire.

8. Admirez le mélange de flocons d'avoine et imaginez sa transformation au four.

9. Cuire pendant 30 à 35 minutes au micro-ondes jusqu'à ce que les flocons d'avoine soient pris et que le dessus soit légèrement brun.

10. Sentez l'odeur de l'avoine qui cuit dans votre cuisine. Laissez les flocons d'avoine refroidir après la cuisson.

11. Garnissez vos flocons d'avoine cuits au four avec des pommes, des noix, du sirop d'érable ou du yogourt grec.

12. Servez de grandes portions d'avoine chaude cuite au four pour des saveurs et des textures apaisantes.

13. Savourez les pommes sucrées, la cannelle épicée et l'avoine moelleuse dès la première bouchée. Laissez les saveurs danser sur votre palette pour vous apaiser et vous rassasier.

14. Réfrigérer pendant trois jours dans une boîte hermétique. Il est agréable à déguster au micro-ondes ou refroidi.

73. Chips de betteraves grillées

INGRÉDIENTS :

Betteraves fraîches (2 de taille moyenne)

Huile d'olive (2 cuillères à soupe)

Sel de mer

Assaisonnements facultatifs : poudre d'ail, poivre noir ou herbes séchées pour varier les saveurs.

PROCÉDURES :

1. Préchauffer le four et visualiser les betteraves en train de se transformer en frites.

2. Préparer les betteraves. Éplucher et couper les betteraves en fines tranches à l'aide d'une mandoline ou d'un couteau bien aiguisé afin d'obtenir une cuisson égale.

3. Mettre les tranches de betteraves dans un saladier et les arroser d'huile, en imaginant que l'huile recouvre uniformément chaque morceau, améliore leur goût et les rend croustillantes.

4. Mélanger délicatement les tranches de betteraves dans la bassine pour les enduire uniformément d'huile.

5. Imaginez les couleurs vives et la texture délicate des chips en plaçant les morceaux de betterave sur du papier sulfurisé.

6. Saupoudrer les tranches de betteraves de sel de mer, selon votre goût, en imaginant qu'il rehausse leur douceur naturelle et leur confère un aspect salé.

7. Saupoudrez les tranches de betterave de poivre noir, d'ail en poudre ou d'herbes séchées pour en rehausser la saveur. Imaginez que les chips absorbent les saveurs.

8. Placer le plateau au four pendant 10 à 20 minutes pour faire croustiller et dorer les tranches de betterave. Imaginez des chips croustillantes et délicieuses.

9. Retournez-les délicatement à mi-parcours pour qu'ils soient uniformément dorés.

10. Retirer les chips de betterave du four à micro-ondes et les laisser refroidir sur la plaque de cuisson, en imaginant leur texture délicate durcir.

11. Placez les chips de betterave grillées sur un plateau ou dans un bol, en visualisant leurs couleurs vives et leur texture croustillante qui séduisent vos sens gustatifs.

12. Dégustez les chips de betterave grillée comme en-cas nutritif.

13. Dégustez les chips de betterave avec votre sauce ou salsa préférée pour plus de saveur et de diversité, en visualisant les délicieux goûts et consistances.

74. Gâteaux de crabe avec salsa au citron vert

Pour la salsa :

Poivron rouge (½ tasse)

½ concombre anglais

Poivre noir

Un citron vert, haché

Coriandre, hachée (1 cuillère à café)

Pour les gâteaux de crabe :

Persil (une cuillère à soupe)

Chair de crabe (8 onces)

Huile d'olive

Chapelure (¼ tasse)

Poivron rouge (¼ tasse)

Un petit œuf

Un oignon vert, émincé

Sauce piquante

Préparer la salsa :

Ajouter le poivron rouge, le citron vert, le concombre et la coriandre dans un bol et bien mélanger.

Les poivrer et les réserver.

Préparer les gâteaux de crabe :

1. Mettre la chapelure, l'échalote, l'œuf, le crabe, la sauce piquante, le poivre rouge et le persil dans un bol et mélanger le tout. Veiller à ce que les ingrédients soient bien combinés.

2. Si des miettes de pain supplémentaires sont nécessaires, n'hésitez pas à les ajouter.

3. Faire quatre galettes distinctes avec les miettes et les placer chacune dans une partie distincte du plat.

4. Placer les produits de boulangerie au réfrigérateur pendant environ une heure.

5. Dans une poêle chauffée à feu doux ou moyen, verser un peu d'huile d'olive.

6. Dans une poêle avec de l'huile chaude, faire cuire les galettes de crabe pendant environ cinq minutes de chaque côté.

7. Les servir avec la salsa en accompagnement.

75. Crackers aux céréales complètes avec salade de thon

INGRÉDIENTS :

Craquelins aux céréales complètes (1 boîte)

Thon en conserve dans l'eau (2 boîtes)

Mayonnaise (12 tasses)

Moutarde de Dijon (1 cuillère à soupe)

Oignon rouge (1/4 de tasse)

Céleri (1/4 de tasse)

Cornichons (2 cuillères à soupe)

Jus de citron (1 cuillère à soupe)

Poivre et sel, selon le goût, pour l'assaisonnement

PROCÉDURES :

1. Dans un bol, mélanger le thon émietté, la mayonnaise, la moutarde de Dijon, l'oignon rouge coupé en dés, le céleri, les cornichons ou la confiture, le jus de citron, le sel et le poivre, en imaginant que les saveurs se mélangent pour former une savoureuse salade de thon.

2. Mélangez bien les composants, en veillant à ce que le thon soit uniformément recouvert de la vinaigrette légère et que les saveurs soient bien réparties dans la salade.

3. Goûter la salade de thon et modifier l'assaisonnement si nécessaire, en ajoutant plus de sel, de poivre ou de jus de citron selon vos goûts.

4. Si vous le souhaitez, ajoutez délicatement les compléments facultatifs, tels que des herbes fraîches coupées en dés, des tomates cerises ou des avocats, en imaginant les couleurs vives et la fraîcheur supplémentaire qu'ils apporteront à la salade.

5. Envelopper le bol d'un film souple et mettre la salade de thon au frais pendant au moins 30 minutes, afin de laisser les saveurs se mélanger et la salade se refroidir.

6. Au moment de servir, disposer les crackers au grain entier sur un plateau ou dans des assiettes séparées, en s'attendant à ce qu'ils soient croustillants et sains.

7. Déposer une bonne partie de la salade de thon réfrigérée sur chaque cracker, en la répartissant uniformément et en visualisant la belle variété de surfaces et de goûts.

8. Si vous le souhaitez, décorez avec des herbes fraîches pour donner une touche de charme visuel.

9. Les Crackers aux céréales complètes et à la salade de thon sont maintenant prêts à être appréciés comme un en-cas délicieux et sain ou un repas léger, en s'attendant à la proportion de protéines, de graines complètes et de nouveaux INGRÉDIENTS dans chaque bouchée.

10. Conservez l'excédent de salade de thon dans un récipient au réfrigérateur jusqu'à trois jours, et imaginez le confort de l'avoir à portée de main pour d'éventuels en-cas ou sandwichs.

76. Poisson aux haricots et aux herbes vertes

INGRÉDIENTS :

Filets de poisson frais (4 pièces)

Haricots blancs en conserve (1 boîte)

Herbes fraîches (telles que le persil, l'aneth ou la coriandre)

Gousses d'ail émincées (2 gousses)

Zeste de citron (1 cuillère à café)

Jus de citron, (1 cuillère à soupe)

Huile d'olive (2 cuillères à soupe)

Poivre et sel, selon le goût, pour l'assaisonnement

PROCÉDURES :

1. Pendant que vous faites chauffer le four à 400°F, imaginez que la chaleur modérée fait frire complètement les filets de poisson.

2. Sécher le poisson avec une serviette en papier avant de le placer sur une feuille de papier sulfurisé pour faciliter le nettoyage.

3. Dans un petit plat, mélanger le zeste de citron, les herbes fraîches, la sève de citron, l'huile, le poivre et le sel, en imaginant la combinaison verte brillante qui complétera le goût du poisson et des haricots.

4. Badigeonner généreusement les filets de poisson de la combinaison d'herbes, en devinant leurs goûts subtils. Faites cuire le poisson bouilli pendant 10 à 15 minutes dans le four préchauffé. Imaginez le poisson doré et juteux qui pendouille.

5. Pendant la cuisson du poisson, mettre les haricots blancs dans une cocotte à feu vif, ajouter l'huile, le poivre et le sel, et anticiper pour qu'ils deviennent chauds et crémeux.

6. Cuire doucement les haricots et imaginer leur surface soyeuse se fondre complètement dans les autres ingrédients.

7. Retirer le poisson du four à micro-ondes et le laisser reposer quelques minutes pour que les liquides se redistribuent et que les saveurs s'intensifient.

8. Au moment de servir, répartissez une bonne quantité de haricots blancs chauffés sur chaque plat, en espérant que leur richesse crémeuse constituera une base savoureuse. Déposez délicatement un filet de poisson cuit sur les haricots et devinez les textures et les goûts.

9. Ajoutez une touche d'éclat avec des herbes fraîches et des quartiers de citron.

10. Le poisson aux haricots et aux herbes vertes est prêt pour un déjeuner sain. Savourez un poisson délicat, des haricots crémeux et des herbes aromatiques.

10. Servir avec vos légumes préférés ou une salade de flanc pour un repas sain et coloré.

CHAPITRE 9

Collations

77. Pudding de chia à la mangue et à la noix de coco

INGRÉDIENTS :

Lait de coco (2 tasses)

1 mangue mûre, pelée et coupée en dés

Graines de chia (1/2 tasse)

Miel (2 cuillères à soupe)

Essence de vanille

Feuilles de menthe fraîche pour décorer et apporter une touche de fraîcheur

PROCÉDURES :

1. Dans un bol, mélanger le lait de coco, les graines de chia, les dés de mangue, l'extrait de vanille et le sirop d'érable. Prenez le temps d'apprécier l'arôme sucré du lait de coco et la couleur éclatante de la mangue coupée en dés.

2. Remuer vigoureusement le mélange, en veillant à ce que les graines de chia soient uniformément réparties et immergées dans le lait de coco. Mettre le mélange de côté pendant 5 minutes pour permettre aux graines de chia d'absorber l'eau et de prendre la consistance d'un gel.

3. Les graines de chia vont gonfler et épaissir le pudding pendant ce temps, créant une texture crémeuse et satisfaisante. Au bout de 5 minutes, remuez le mélange pour vous assurer que les graines de chia sont uniformément réparties.

4. Couvrir le bol et réfrigérer le plat pendant au moins 2 heures ou toute une nuit pour qu'il prenne et développe ses saveurs.

5. Les saveurs se mélangeront au fur et à mesure que le pudding refroidira et les graines de chia atteindront la consistance souhaitée. Une fois que le pudding a pris, veuillez le sortir du réfrigérateur et le remuer délicatement.

6. Répartir le pudding chia à la mangue et à la noix de coco dans des bols ou des verres de service, en admirant son aspect crémeux et accueillant. Garnir chaque portion de feuilles de menthe fraîche, pour ajouter une touche de fraîcheur et d'attrait visuel.

7. Servez le pudding de chia à la mangue et à la noix de coco bien frais, et savourez les saveurs tropicales et la texture crémeuse de chaque cuillerée.

8. Prenez le temps de savourer la combinaison de la mangue sucrée, de la noix de coco crémeuse et de la délicieuse texture des graines de chia.

9. Qu'il soit dégusté comme petit-déjeuner nourrissant ou comme dessert rafraîchissant, notre pudding de chia à la mangue et à la noix de coco vous transportera dans une oasis tropicale.

78. Poulet à la laitue de Boston

INGRÉDIENTS :

8 feuilles de laitue Boston

Un zeste de citron vert

Un oignon vert, haché

¼ concombre anglais, haché

Blanc de poulet, cuit et émincé (6 onces)

½ tasse de germes de soja

Jus d'un citron vert

Coriandre hachée (2 cuillères à soupe)

½ pomme rouge, coupée en morceaux

Cinq épices chinoises en poudre (½ cuillère à café)

PROCÉDURES :

1. Les feuilles de laitue Boston doivent être lavées, séchées et tenues à l'écart.

2. Dans un grand saladier, mélanger le jus de citron vert, le zeste de citron vert, la coriandre hachée, la pomme rouge coupée en dés, les cinq épices chinoises en poudre et le blanc de poulet haché.

3. Mélanger les ingrédients jusqu'à ce qu'ils soient bien répartis.

4. Essayez-en quelques-uns et modifiez les assaisonnements si nécessaire.

5. Répartir une partie du mélange de poulet au milieu d'une feuille de laitue.

6. Pour faire un wrap de laitue, plier les côtés de la feuille et l'enrouler solidement.

7. Les autres feuilles de laitue et la combinaison de poulet doivent être traitées de la même manière.

8. Préparer une assiette de service pour les rouleaux de laitue au poulet épicé.

9. Des quartiers de citron vert supplémentaires et des brins de coriandre fraîche sont les bienvenus pour la présentation, mais ne sont pas obligatoires.

10. Les délicieux et nutritifs wraps de laitue au poulet épicé peuvent être dégustés en entrée ou en plat principal, et ils sont suffisamment polyvalents pour être servis de l'une ou l'autre manière.

11. Goûtez à la délicieuse harmonie entre les légumes croquants, la laitue fraîche et la farce chaude au poulet.

12. Ces wraps de laitue sont parfaits pour un dîner amusant et social puisqu'ils peuvent être mangés avec les mains.

79. Crêpes farcies au yaourt et aux baies

INGRÉDIENTS :

Pour les crêpes :

1/4 de cuillère à café de sel

2 gros œufs

1 tasse de farine tout usage

2 cuillères à soupe de sucre cristallisé

1 tasse de lait

2 cuillères à soupe de beurre non salé

1/2 cuillère à café d'extrait de vanille

Pour la garniture :

1 tasse de yaourt grec

2 tasses de baies fraîches mélangées

2 cuillères à soupe de miel

PROCÉDURES :

1. Mélanger le tout dans un grand plat. Apprécier le moelleux et la douceur de la farine.

2. Dans un autre bol, mélanger au fouet le lait, le beurre fondu et l'essence de vanille avec les œufs. Le fouet doit incorporer correctement les composants humides.

3. Verser tous les ingrédients humides dans le bol contenant les ingrédients secs et fouetter régulièrement pour obtenir une pâte à smoothie.

4. Appréciez le soyeux de la pâte à crêpes et imaginez les crêpes légères et délicates à venir.

5. Faire chauffer une grande poêle à feu moyen. Graisser légèrement ou vaporiser la poêle.

6. Verser une toute petite quantité de pâte dans le moule préparé pour en recouvrir le fond.

7. Cuire la crêpe jusqu'à ce qu'elle soit dorée. Faire cuire la crêpe doucement pendant 1 à 2 minutes.

8. Cuire le reste de la pâte à crêpes et disposer les crêpes sur un plateau. Laisser refroidir.

9. Pendant que les crêpes refroidissent, mélanger le miel et le yaourt pour préparer la garniture.

10. Étaler une bonne cuillerée de yaourt sucré sur chaque crêpe, en laissant une petite bordure. Répartir une poignée de baies fraîches mélangées sur la crêpe, au-dessus de la garniture au yaourt.

11. Appréciez les teintes vives et la délicieuse richesse des baies. Roulez délicatement la crêpe sur la garniture.

12. Farcir les crêpes restantes avec une garniture au yaourt et des baies fraîches pour obtenir une délicieuse pile de crêpes. Les feuilles de menthe donnent de la fraîcheur et de l'esthétique aux crêpes fourrées au yaourt et aux baies.

13. Servir les crêpes immédiatement pour permettre au yaourt, aux baies et aux crêpes de se mélanger.

14. Savourez les crêpes soyeuses, le yaourt acidulé et les baies juteuses.

80. Trempette au fromage et aux herbes

INGRÉDIENTS :

Lait de riz (½ tasse)

Fromage à la crème (1 tasse)

½ oignon vert, haché

Une cuillère à soupe de basilic haché

Poivre noir moulu

Jus de citron pressé

Ail haché (1 cuillère à café)

Persil haché (une cuillère à soupe)

Thym (½ cuillère à café)

PROCÉDURES :

1. Chauffer le lait de riz dans une cocotte à feu moyen, sans le faire bouillir. Retirer du feu et mettre de côté.

2. Mélanger dans un bol le fromage frais, l'échalote hachée, le basilic haché, le poivre noir concassé, le jus de citron, l'ail haché, le persil haché et le thym.

3. Verser progressivement le lait de riz chaud en remuant constamment jusqu'à obtention d'une consistance lisse.

4. Vous pouvez assaisonner la trempette à votre goût en la dégustant et en ajoutant du poivre noir, du jus de citron ou des herbes.

5. Mettre le dip dans un plat ou un récipient pour le servir.

6. Envelopper le bol dans du plastique et le mettre au réfrigérateur pendant au moins une heure pour permettre aux saveurs de se combiner.

7. Assurez-vous que la sauce est bien mélangée et lisse avant de la servir en la remuant rapidement.

8. Tremper les bâtonnets de légumes, les craquelins ou le pain dans la trempette au fromage et aux herbes.

9. Si vous le souhaitez, vous pouvez saupoudrer le dip de quelques herbes hachées supplémentaires.

10. La trempette au fromage et aux fines herbes est un incontournable pour les fêtes et les apéritifs.

81. Rouleau spécial aux légumes

INGRÉDIENTS :

Chou rouge râpé (½ tasse)

1 concombre anglais

Carotte râpée (½ tasse)

Échalote en julienne

Poivron rouge coupé en julienne (¼ tasse)

Huile d'olive

Coriandre, hachée (¼ tasse)

Poivre noir moulu

Cumin moulu (¼ cuillère à café)

PROCÉDURES :

1. Tout d'abord, préparez les légumes. Le chou rouge, la carotte, l'oignon et le poivron rouge doivent être râpés ou coupés en julienne, et la coriandre doit être hachée. Mettez-les de côté.

2. à l'aide d'une mandoline ou d'un épluche-légumes, couper le concombre anglais en fines lamelles dans le sens de la longueur. Les tranches de concombre doivent être séchées en les plaçant sur un torchon propre.

3. Une tranche de concombre doit être posée à plat, puis une petite quantité de chou rouge râpé, de carotte râpée, d'échalote en julienne et de poivron rouge en dés doit être répartie le long d'une extrémité de la tranche.

4. Pour que les légumes restent à l'intérieur, repliez soigneusement la tranche de concombre. Répéter l'opération pour les autres tranches de concombre et les autres garnitures.

5. Côté couture vers le bas, disposez les rouleaux de légumes sur un plateau de service ou dans des assiettes individuelles pour épater vos invités.

6. L'huile d'olive ajoute de la saveur et de l'humidité, alors arrosez-en les rouleaux de légumes.

7. Répartir uniformément la coriandre hachée sur les rouleaux pour une explosion de saveur.

8. Assaisonner les rouleaux de poivre noir moulu et de cumin moulu pour leur donner un peu de piquant et de saveur.

9. En guise d'apéritif ou d'en-cas, servir les rouleaux de légumes spéciaux au concombre.

10. Chaque bouchée déborde de saveur grâce à l'union harmonieuse de concombres croquants, de légumes colorés, d'herbes et d'épices parfumées.

82. Poulet aux légumes

INGRÉDIENTS :

Huile d'olive

½ oignon moyen

Thym haché (½ cuillère à café)

Ail, émincé

Jus de citron pressé (2 cuillères à soupe)

Une courge d'été

Blanc de poulet désossé (4 onces)

PROCÉDURES :

1. Chauffer à feu moyen un filet d'huile d'olive dans une grande poêle.

2. Faire revenir l'oignon jusqu'à ce qu'il soit transparent et doré.

3. Pour libérer les saveurs, ajouter le thym et l'ail.

4. Presser le jus de citron dans la poêle et le mélanger à l'oignon, au thym et à l'ail.

5. Faire cuire la courge d'été en tranches dans la poêle pendant 5 minutes jusqu'à ce qu'elle soit tendre.

6. Saler et poivrer les blancs de poulet désossés.

7. Faire chauffer l'huile d'olive à feu moyen-vif dans une petite poêle.

8. Faire cuire les morceaux de poitrine de poulet assaisonnés dans la poêle jusqu'à ce qu'ils soient dorés.

9. Mélanger la courge d'été cuite, le blanc de poulet, l'oignon, le thym et l'ail dans la plus grande poêle.

10. Remuer le tout pour disperser les saveurs et recouvrir le poulet et les légumes d'une délicieuse saveur citronnée.

11. Cuire encore 2 à 3 minutes pour mélanger les saveurs.

12. Servir le Poulet et légumes torsadés chauds sur des céréales ou des nouilles cuites.

13. Ajouter éventuellement du thym frais.

14. Dans cette recette de poulet et de légumes, l'oignon, le thym, l'ail et le citron donnent un goût délicieux et rafraîchissant.

83. Parfait au yaourt grec

INGRÉDIENTS :

Yogourt grec (1 tasse)

Miel (1 cuillère à café)

Baies fraîches (½ tasse)

Granola croquant aux noix (1/4 de tasse)

Une pincée de cannelle

Une pincée de beurre d'amande

PROCÉDURES :

1. Choisissez un bol ou une boisson qui mettra en valeur les magnifiques revêtements de votre Parfait au yaourt grec. Imaginez que les couleurs et les surfaces se marient bien.

2. Déposez un peu de yaourt grec léger dans le bol et appréciez sa douceur soyeuse.

3. Imaginez la douceur subtile qui rehaussera le goût épicé du yaourt en l'arrosant de miel.

4. Appréciez les teintes vives des baies et leur parfum rafraîchissant, en anticipant leur succulence dans le parfait.

5. Répartissez les baies fraîches uniformément sur le couvercle du yaourt et appréciez leur beauté sauvage.

6. Garnir les baies de granola croquant pour contraster avec le yaourt léger et les fruits pulpeux.

7. Créez un beau et savoureux parfait avec du yaourt grec, de l'édulcorant, des baies et du granola.

8. Dégustez le magnifique Parfait au yaourt grec avec ses couches de yaourt, de baies et de granola.

9. À l'aide d'une cuillère, goûter les enrobages crémeux, acidulés, sucrés et croquants du parfait.

10. Laissez les saveurs interagir avec vos papilles, en partageant l'équilibre de chaque composant au fur et à mesure qu'elles l'atteignent.

11. Savourez chaque bouchée et profitez de ce plaisir sain.

84. Crostini de poitrine de poulet

INGRÉDIENTS :

Ail, émincé (½ cuillère à café)

Huile d'olive

Pain français (4 tranches)

Blanc de poulet, cuit (4 onces)

Un poivron rouge grillé

Basilic (½ tasse)

PROCÉDURES :

1. Allumez le micro-four et réglez-le sur la chaleur libre.

2. Dans un petit bol, mélanger l'ail haché et l'huile d'olive. Bien mélanger.

3. Badigeonner les tranches de pain de chaque côté avec l'huile d'olive aromatisée.

4. Placez les morceaux de pain sur une feuille de papier sulfurisé et faites-les griller dans un four préchauffé pendant environ dix minutes, afin qu'ils soient dorés et croustillants. Mettez-les de côté pour qu'ils refroidissent un peu.

5. Assembler les crostini en empilant les tranches de blanc de poulet cuit sur chaque tranche de pain une fois que le pain a refroidi.

6. Sur le poulet, déposer quelques lanières de poivron rouge rôti.

7. Ajouter des feuilles de basilic frais sur chaque crostini, en les déchirant en petits morceaux si vous le souhaitez.

8. Versez un peu plus d'huile d'olive sur les crostini finis pour les rendre encore plus savoureux.

9. Déposer le crostini de poitrine de poulet sur une assiette pour le servir.

10. Servir immédiatement en entrée ou en collation.

11. Sur le crostini de pain français croustillant, savourez le mélange de blanc de poulet moelleux, de poivron rouge rôti épicé et de basilic parfumé.

CHAPITRE 12

Desserts

85. Gâteau aux cerises

INGRÉDIENTS :

Garniture pour tarte - cerise (20 oz)

Beurre non salé (½ tasse)

Crème fraîche (1 tasse)

2 tasses de farine blanche

Poudre à lever (1 cuillère à café)

Deux œufs

Sucre

Vanille - 1 cuillère à café

Bicarbonate de soude

PROCÉDURES :

1. Beurrer un plat à four de 9 par 13 pouces, puis le mettre dans un four préchauffé à 350 degrés Fahrenheit.

2. Dans un grand bol, mélanger le beurre non salé avec le sucre jusqu'à ce que le mélange devienne mousseux et léger.

3. Mélanger les œufs un par un, en veillant à bien mélanger la pâte après chaque ajout. Mélangez bien le tout après avoir ajouté l'extrait de vanille.

4. Dans un autre récipient, mélanger la farine tout usage, la levure chimique et le bicarbonate de soude.

5. Tout en continuant à remuer, incorporer progressivement les ingrédients secs et la crème aigre au mélange de beurre. Commencez par les ingrédients secs, puis revenez-y à la fin de la recette. Après avoir incorporé chaque nouvel ingrédient, bien mélanger le tout.

6. à l'aide d'une spatule, répartir la moitié du mélange en une couche égale sur la plaque à pâtisserie préparée.

7. Après avoir versé le mélange dans le moule préparé, répartir uniformément la garniture pour tarte aux cerises sur la surface de la pâte.

8. Déposer des cuillerées du reste de la pâte sur la garniture de tarte aux cerises, puis utiliser un couteau ou une spatule pour mélanger délicatement la pâte et la garniture.

9. Cuire au four préalablement préchauffé pendant 35 à 40 minutes ou jusqu'à ce que la pointe d'un cure-dent insérée dans la partie la plus épaisse du plat soit propre.

10. Après avoir sorti le gâteau du four, laissez-le reposer pendant une dizaine de minutes dans le plat dans lequel il a été cuit avant de le transférer sur un plateau en fil de fer pour le mettre au frais.

11. Une fois le gâteau aux cerises refroidi, coupez-le en morceaux et servez-le comme dessert sucré ou comme en-cas.

12. Le gâteau aux cerises est moelleux et savoureux, et la garniture de tarte aux cerises le rend encore meilleur.

86. Edamame à la vapeur

INGRÉDIENTS :

1 livre d'edamame en gousse (3 tasses)

Sel marin (deux cuillères à café)

PROCÉDURES :

1. Commencez par choisir un sachet d'edamame frais ou surgelé et profitez de sa couleur verte brillante et de la sécurité de son goût délectable.

2. Si vous utilisez des edamames surgelés, décongelez-les selon les instructions figurant sur l'emballage, en imaginant le passage de l'état glacé à l'état tendre et délicieux.

3. Si vous utilisez des edamames fraîches, faites en sorte qu'elles soient parfaitement humides, afin de montrer la fraîcheur et l'énergie qu'elles apportent à l'assiette.

4. Épongez délicatement les edamames déshydratées à l'aide d'un torchon propre, en conservant la forme et la surface distinctes de chaque gousse.

5. Prévoyez un panier vapeur ou une banque avec un insert vapeur, en attendant la douce brume qui fera ressortir les saveurs de l'edamame tout en préservant sa riche couleur.

6. Placer les gousses d'edamame dans le panier du cuit-vapeur ou les insérer en une seule couche pour une ébullition uniforme.

7. Placer le cuiseur à vapeur au-dessus de l'eau frémissante et laisser les edamames cuire doucement pendant environ 6 à 8 minutes, ou jusqu'à ce qu'elles soient tendres tout en gardant un peu de mordant.

8. Pendant que les edamames mijotent, dessinez un petit plat ou un bol et tartinez-le charitablement de sel marin, en imaginant comment il mettra en valeur les goûts incultes des edamames.

9. Lorsque les edamames sont cuites à votre goût, déplacez-les avec précaution dans le plat préparé, en respectant leur couleur profonde et verdoyante et la fumée qui se dégage de chaque gousse.

10. Laissez les edamames refroidir légèrement avant de les déguster, en vous attendant à l'explosion de goût et à la surface agréable qui les attendent.

11. Pour consommer les edamames, prenez une gousse entre vos doigts, portez-la à votre bouche et utilisez vos dents pour gratter délicatement les fèves, en savourant leur saveur tendre et légèrement sucrée.

87. Kuchen aux pommes

INGRÉDIENTS :

Deux pommes, coupées en dés (environ 3 tasses)

Sucre cristallisé (2 tasses)

Deux œufs battus

Beurre non salé

Extrait de vanille (2 cuillères à café)

Piment de la Jamaïque

2 tasses de farine

Cannelle moulue (2 cuillères à café)

Muscade

Succédané de soda (1 cuillère à café)

PROCÉDURES :

1. Préparez le four en le préchauffant à une température de 300 degrés Fahrenheit.

2. Préparer un plat allant au four en le remplissant à ras bord de beurre et le mettre de côté.

3. Mettre le sucre et le beurre dans un plat, puis utiliser un batteur à main pour fouetter le mélange jusqu'à ce qu'il soit mousseux.

4. Après un certain temps, ajouter l'extrait de vanille et les œufs dans le bol et bien mélanger le tout.

5. Dans un autre récipient, mélanger la noix de muscade, le bicarbonate de soude, la cannelle et le piment de la Jamaïque avec la farine jusqu'à ce que les ingrédients soient bien mélangés. Réserver.

6. Veiller à bien mélanger les composants secs avec les composants liquides une fois qu'ils ont été mélangés.

7. Lorsque la pomme a été incorporée à la pâte, il est temps de transférer les ingrédients dans le plat de cuisson.

8. Ils doivent être cuits pendant environ une heure ou jusqu'à ce que le dessus soit doré, selon ce qui se produit en premier.

9. Laissez-leur le temps de se calmer.

88. Gâteau alimentaire à la caroube

INGRÉDIENTS :

Farine de caroube (¼ tasse)

Vanille

1½ tasse de sucre

12 blancs d'œufs

Farine (¾ tasse)

Crème de tartre (1½ cuillère à café)

PROCÉDURES :

1. Préparer le four en le chauffant à 375 degrés Fahrenheit.

2. Mettre la farine, le sucre et la farine de caroube dans un bol ; bien mélanger les trois ingrédients, puis mettre le bol de côté.

3. Il est important de fouetter la crème de tartre et les blancs d'œufs pendant environ cinq minutes avant de les mélanger.

4. Il est nécessaire de mélanger le sucre restant avec l'œuf et de mélanger les deux ingrédients jusqu'à ce que le sucre soit complètement dissous.

5. Il faut d'abord mélanger l'extrait de vanille et la farine, puis incorporer la farine.

6. Veiller à ce que la pâte soit répartie uniformément dans le moule à gâteau.

7. Le passage rapide d'un couteau dans le mélange peut aider à fermer les espaces qui pourraient autrement emprisonner de l'air.

8. Cuire le gâteau pendant environ 45 minutes à une température de 350 degrés.

9. Pour éviter que les aliments ne collent dans le plat de cuisson, préchauffez votre four à la température appropriée, puis frottez le plat avec un peu de beurre.

10. Servir.

89. Brulée aux framboises

INGRÉDIENTS :

Crème fraîche (½ tasse)

Sucre roux

Fromage à la crème (½ tasse)

Framboises (1 tasse)

Cannelle moulue (¼ cuillère à café)

PROCÉDURES :

1. Commencer le processus de préchauffage du four.

2. Le fromage à la crème, la cannelle, la cassonade et la crème aigre doivent être mélangés dans une grande bassine. Battre les ingrédients ensemble à l'aide d'un batteur à main jusqu'à ce qu'ils soient complètement combinés et lisses. Ce processus devrait prendre environ quatre minutes.

3. Chacun des quatre ramequins doit contenir un quart des framboises.

4. La garniture de baies doit être entièrement recouverte du mélange crémeux.

5. Une fois le dessert enrobé et les ramequins montés, les placer au réfrigérateur jusqu'au moment de servir.

6. Il est important de répartir la cassonade de manière uniforme autour du ramequin.

7. Disposer les ramequins en une seule couche sur une feuille de papier sulfurisé et les faire griller jusqu'à ce que le sucre prenne une couleur dorée profonde.

8. Le sortir du four et le jeter.

9. Laisser reposer les brûlées pendant 1 minute.

10. Servir.

90. Pouding au pain avec du miel

INGRÉDIENTS :

Deux œufs

Beurre non salé

Lait de riz (1½ tasse)

Deux blancs d'œuf

Extrait de vanille (1 cuillère à café)

Miel

Cubes de pain blanc (6 tasses)

PROCÉDURES :

1. Afin d'éviter que les aliments ne collent dans le plat de cuisson, préchauffez votre four à la température appropriée, puis enduisez le plat d'une petite quantité de beurre.

2. Les œufs, le beurre fondu, le lait de riz, les blancs d'œufs et l'essence de vanille sont mélangés dans un grand plat à mélanger à l'aide d'un fouet jusqu'à ce que le tout soit bien homogène.

3. Mettre les cubes de pain blanc dans la bassine avec le reste des ingrédients, puis les incorporer délicatement à la pâte d'œufs jusqu'à ce que tout le pain soit recouvert.

4. Laisser reposer le mélange environ dix minutes à température ambiante pour que le pain ait le temps d'absorber le liquide.

5. Une fois que le mélange de pain a été transféré dans le plat de cuisson, il doit être réparti uniformément.

6. Créer un glaçage sucré en versant de grandes quantités de miel sur le dessus du mélange de pain et en l'étalant uniformément.

7. Mettez le plat à four dans un four préchauffé et faites-le cuire pendant environ 30 à 35 minutes, ou jusqu'à ce que le pudding ait épaissi et prenne une couleur brun doré sur le dessus.

8. Une fois que le pudding au pain a cuit pendant la durée souhaitée, le retirer du four et le laisser refroidir quelques minutes.

9. Si vous le souhaitez, vous pouvez saupoudrer du miel supplémentaire sur le pain au lait au miel chaud avant de le servir.

10. Prenez le temps de savourer les saveurs rassurantes et les textures satisfaisantes de ce merveilleux dessert !

91. Croustillant aux myrtilles p

INGRÉDIENTS :

Sucre

Myrtilles (1 tasse)

Beurre (½ tasse)

¼ tasse de sucre

Jus de citron pressé (1 cuillère à soupe)

Farine blanche (¾ tasse)

PROCÉDURES :

1. Allumer la cuisinière ou le four. Mélanger le beurre fondu non salé avec le sucre et le jus de citron fraîchement pressé dans un plat de la taille d'une casserole moyenne.

2. S'assurer que tout le sucre est dissous en mélangeant soigneusement les ingrédients.

3. Si l'on incorpore la farine blanche au mélange de beurre alors qu'il est encore chaud, on obtient une pâte à la texture friable.

4. Prendre la moitié de la pâte et l'étaler en une couche uniforme au fond d'un plat à four huilé.

5. Dans un autre plat, mélanger les myrtilles et la cassonade de manière à ce qu'elles soient bien recouvertes.

6. Les myrtilles doivent être réparties uniformément sur la surface de la pâte dans le plat de cuisson.

7. Créer une garniture friable pour les myrtilles en éparpillant les morceaux de pâte restants sur le dessus des fruits.

8. Une fois le four réchauffé, placer le plat de cuisson dans le four et faire cuire pendant 30 à 35 minutes, ou jusqu'à ce que la garniture soit dorée et que les myrtilles fassent des bulles.

9. Sortir le croustillant aux myrtilles du four et le laisser refroidir quelques minutes avant de le servir.

10. Comme dessert délectable, le croustillant chaud aux myrtilles peut être servi avec, au choix, une boule de glace à la vanille ou une cuillerée de crème fouettée sur le dessus.

92. Pudding aux pommes

INGRÉDIENTS :

Pommes à tarte (410g)

250 ml de crème

Deux œufs

30 g de beurre

Lait écrémé (62,5 ml)

Farine (150g)

Sucre (250g)

15 ml de caramel

PROCÉDURES :

1. Préparez la température du four et beurrez un plat à four.

2. Dans un grand saladier, mélanger tous les ingrédients de la tarte aux pommes, y compris les tranches de pommes, la crème, les œufs, le beurre fondu, le lait écrémé, la farine et le sucre.

3. veiller à bien remuer jusqu'à ce que tous les composants soient parfaitement incorporés et que la pâte soit complètement crémeuse.

4. Transférer la moitié de la pâte dans le plat à four beurré et l'étaler uniformément.

5. Créer une délicieuse garniture sucrée en arrosant la pâte d'une fine couche de sauce caramel.

6. Créez un motif attrayant avec les pommes à tarte coupées restantes en les disposant d'une certaine manière sur la couche de caramel.

7. Le reste de la pâte doit être versé sur les pommes et il faut s'assurer que les pommes sont bien enrobées.

8. Placer le plat de cuisson dans un four préchauffé et le faire cuire pendant environ 40 à 45 minutes, ou jusqu'à ce que le pudding soit doré et ferme.

9. Sortir le pudding aux pommes du four et le laisser refroidir quelques minutes avant de le servir.

10. Réchauffer le pudding aux pommes et le servir tel quel ou comme dessert en le garnissant d'une boule de glace à la vanille ou d'une pointe de crème fouettée.

11. Appréciez les saveurs rassurantes et les textures merveilleuses de ce pudding aux pommes créé de toutes pièces.

93. Loafy Ginger

INGRÉDIENTS :

Farine (3 tasses)

Huile d'olive

Beurre non salé

Cannelle moulue (deux cuillères à café)

Un gros œuf

Substitut du bicarbonate de soude

Piment de la Jamaïque moulu (une cuillère à café)

Lait de riz (1¼ tasse)

Sucre cristallisé

Mélasse (deux cuillères à café)

Sucre en poudre

Gingembre râpé (deux cuillères à café)

PROCÉDURES :

1. Commencez par faire chauffer votre four. Vous pouvez préparer un moule en le lubrifiant et en l'enduisant ou en le tapissant de papier absorbant et en le mettant de côté.

2. La farine, l'huile d'olive, le beurre fondu non salé, la cannelle moulue et le gingembre râpé doivent être mélangés dans une grande bassine. Pour s'assurer que les composants sont répartis de manière égale et ressemblent à de grosses miettes, il faut bien mélanger le tout.

3. Dans un plat séparé, battre l'œuf jusqu'à ce qu'il devienne mousseux. Mélanger jusqu'à ce que tout soit bien réparti après avoir ajouté le bicarbonate de soude et le piment de la Jamaïque moulu.

4. Le lait de riz doit être ajouté à la pâte aux œufs en un flux lent et régulier tout en remuant continuellement le mélange.

5. Les ingrédients liquides doivent être versés dans le bol contenant les ingrédients secs. La mélasse et le sucre cristallisé doivent être mélangés dans un bol séparé du reste des ingrédients. Veillez à ne pas trop mélanger les composants à aucun moment pendant que vous les faites tourner.

6. Transférer la pâte dans le moule à pain préalablement préparé et la lisser uniformément.

7. Cuire au four préchauffé pendant environ 45 à 50 minutes ou jusqu'à ce qu'un cure-dent planté au milieu du pain en ressorte propre.

8. Sortir le pain du four et le laisser refroidir pendant dix minutes dans le moule avant de le retirer. Ensuite, placez-le sur une grille pour qu'il finisse de refroidir complètement.

9. Après refroidissement, saupoudrer le dessus du pain de sucre en poudre pour lui donner une touche sucrée supplémentaire.

10. Coupez le pain d'épices en tranches et servez-les comme une merveilleuse friandise pour le petit-déjeuner, le goûter ou le dessert.

94. Crumble à la rhubarbe

INGRÉDIENTS :

L'eau

Beurre non salé

Farine (1 tasse)

Sucre roux (½ tasse)

Cannelle moulue (½ cuillère à café)

Deux pommes, coupées en tranches

Sucre cristallisé (deux cuillères à soupe)

1 tasse de rhubarbe, coupée en morceaux

PROCÉDURES :

1. Augmenter la température du four à 325 degrés.

2. Beurrez un plat à four et mettez-le de côté pendant que vous préparez le reste des ingrédients pour la cuisson.

3. Mettre le sucre, la cannelle et la farine dans un bol et bien incorporer les ingrédients pour qu'il n'y ait pas de grumeaux.

4. Au bout d'un certain temps, incorporer le beurre au mélange en le malaxant avec les pouces jusqu'à ce qu'il ressemble à des miettes.

5. Mettre la pomme, l'eau et la rhubarbe dans la marmite avec le sucre et s'assurer que tout est bien mélangé.

6. Préparer les aliments pendant une vingtaine de minutes.

7. Après avoir réparti uniformément le mélange dans le plat de cuisson, saupoudrer la garniture de crumble sur le dessus.

8. Enfournez-les pendant une trentaine de minutes.

9. Servir.

95. Biscuit fudge

INGRÉDIENTS :

Sucre glace (500g)

5ml Essence, vanille

Biscuits Marie (200g)

250 g de margarine

Deux œufs

Poudre de cacao (5g)

PROCÉDURES :

1. Pour préparer le glaçage, faire d'abord fondre la margarine dans un bol, puis ajouter le sucre en poudre et bien mélanger le tout.

2. Les mélanger à tout ce qui est sec, à l'exception des biscuits.

3. Veiller à bien fouetter les œufs.

4. La pâte doit également être additionnée d'extrait de vanille et d'œufs.

5. Les biscuits doivent être cassés.

6. Incorporez-les au mélange et remuez bien.

7. Envelopper de papier sulfurisé l'intérieur d'un moule à pain.

8. Mettre le mélange au réfrigérateur après l'avoir pressé dans le moule.

9. Ils doivent ensuite être coupés en tranches et conservés au réfrigérateur en utilisant du papier ciré pour séparer chaque morceau.

96. Salade de fruits

INGRÉDIENTS :

Poire (150g)

Pommes (300g)

Oranges (360g)

Bananes (150g)

200 g d'ananas

Jus d'orange

Jus de citron (60ml)

Miel

PROCÉDURES :

1. Mélanger la poire coupée en morceaux, les pommes en dés, les oranges en segments, les bananes en tranches et l'ananas en dés dans une grande bassine.

2. Le miel, le jus de citron et le jus d'orange doivent être placés dans des petits bols individuels et mélangés au fouet jusqu'à obtention d'un mélange homogène.

3. Dans le grand saladier contenant les fruits, verser le mélange de jus d'agrumes sur les fruits.

4. Pour obtenir une couche uniforme de la combinaison de jus sur le fruit, il faut le remuer un peu.

5. Testez le degré de sucrosité de la salade de fruits et, si nécessaire, ajoutez du miel pour obtenir le niveau souhaité.

6. Le plat doit être recouvert d'un film plastique et placé au réfrigérateur pendant au moins une demi-heure pour que les goûts se mélangent et que les fruits refroidissent.

7. Avant de servir la salade de fruits, faites-la tourner un peu pour disperser les jus et vous assurer que tout est bien réparti.

8. Vous pouvez servir la salade de fruits avec une vinaigrette fraîche et piquante dans des bols individuels ou dans un grand plat de service.

9. Pour ajouter une touche de saveur et rehausser la fraîcheur de la salade de fruits, vous pouvez la garnir de quelques feuilles de menthe ou de noix de coco grillée.

10. Cette salade de fruits énergisante émerveillera vos sens par son éblouissante palette de couleurs, ses textures succulentes et sa saveur acidulée.

97. Pudding à la mangue

INGREDIENTS

Vanille (½ cuillère à café)

Amandes crues (¼ tasse)

Une banane

Groseilles (¼ tasse)

Cannelle

Noix de coco non sucrée (⅛ tasse)

Deux mangues mûres, pelées

Trois dattes dénoyautées

PROCÉDURES :

1. Dans un mixeur ou un robot ménager, mélanger les mangues coupées en dés, les dattes dénoyautées, les bananes, les amandes crues, les raisins de Corinthe et l'essence de vanille. La cannelle peut être utilisée comme ingrédient facultatif.

2. S'assurer qu'il n'y a pas de grumeaux et mélanger les ingrédients jusqu'à ce qu'ils soient soyeux et crémeux.

3. Pour obtenir de la noix de coco non sucrée grillée, placez de la noix de coco non sucrée dans un cuiseur sous vide et faites-la chauffer à feu moyen pour qu'elle devienne dorée. Vous obtiendrez ainsi de la noix de coco non sucrée grillée. Mettez-la de côté pour qu'elle refroidisse.

4. Placer le mélange de mangues dans des bols pour le service, soit dans des assiettes individuelles, soit dans un grand plat en verre.

5. La noix de coco grillée doit être répartie sur la surface du pudding prêt à l'emploi.

6. Placer les bols au réfrigérateur pendant au moins deux heures, ou jusqu'à ce que le pudding ait pris et soit devenu ferme. Couvrir les bols ou les plats d'un film plastique.

7. Avant de servir, vous pouvez ajouter une touche finale en garnissant le dessert de quelques tranches de mangue supplémentaires, d'un peu de cannelle ou d'une poignée de raisins de Corinthe.

8. Les saveurs fraîches et exotiques du pudding à la mangue n'attendent que vous pour être savourées.

9. Les restes peuvent être conservés au réfrigérateur jusqu'à deux jours si vous les couvrez et les réfrigérez.

98. Barres d'avoine à la banane

INGRÉDIENTS :

Deux grosses bananes mûres, écrasées

Flocons d'avoine à cuisson rapide

Pomme hachée (¾ tasse)

Noix, hachées (¼ tasse)

Noix de coco râpée, soit une demi-tasse

Raisins secs (½ tasse)

PROCÉDURES :

1. Réglez la température du four à 350 degrés Fahrenheit, puis préparez un moule en le tapissant de papier absorbant ou en le graissant légèrement, puis placez le plat au four.

2. Dans un grand bol, mélanger les bananes écrasées, les flocons d'avoine, les pommes hachées, les noix hachées, les graines de lin écrasées, la noix de coco râpée et les raisins secs. Assurez-vous que tous les ingrédients sont uniformément répartis dans le mélange avant d'arrêter de mélanger.

3. Transférer le mélange dans le plat à four préparé, puis l'étaler uniformément en le tassant légèrement.

4. Cuire pendant environ 25 à 30 minutes dans un four préchauffé, ou jusqu'à ce que les bords prennent une couleur brun doré.

5. Après avoir sorti le plat du four, le placer sur une grille en aluminium pour qu'il puisse redescendre complètement à la chaleur ambiante.

6. Une fois que le mélange a eu le temps de refroidir, le découper en barres ou en carrés de la taille appropriée.

7. Les barres d'avoine à la banane sont une alternative délicieuse et nutritive pour le goûter ou le petit-déjeuner.

8. S'il reste des barres, les placer dans une boîte hermétique et les conserver à température ambiante jusqu'à 5 jours. Vous pouvez également les réfrigérer pour prolonger leur fraîcheur.

99. Gelée fruitée

INGRÉDIENTS :

L'eau

Salade de fruits (1650g)

Gélatine (25g)

Jus de citron (50 ml)

Jus d'orange (375 ml)

200g de sucre

PROCÉDURES :

1. Dans une grande casserole de dimensions appropriées, porter l'eau à ébullition au-dessus d'une source de chaleur d'intensité moyenne.

2. Après avoir ajouté la gélatine en poudre à l'eau déjà bouillante, remuer le mélange jusqu'à dissolution complète. Mettez-le de côté pour qu'il refroidisse doucement.

3. Mélanger la salade de fruits, le jus de citron, le jus d'orange et le sucre dans une grande bassine jusqu'à ce que tout soit bien réparti. Assurez-vous que le sucre est complètement dissous en le remuant bien.

4. Après avoir laissé refroidir légèrement le mélange de gélatine, le verser dans le bol contenant la salade de fruits et l'agiter pour bien mélanger les deux.

5. Préparer un moule à gelée ou des assiettes de service individuelles en les vaporisant d'un spray de cuisson antiadhésif ou en les graissant délicatement avec une huile qui ne réagira pas avec la gelée.

6. Transférer délicatement le mélange de gelée fruitée dans les moules ou les plats qui ont été préparés.

7. Lorsque la gelée a atteint la consistance souhaitée, transférer le moule ou les plats au réfrigérateur et laisser prendre pendant au moins 4 à 6 heures ou toute la nuit.

8. Lorsque la gelée de fruits a atteint la consistance souhaitée, elle peut être démoulée en plaçant d'abord le moule dans de l'eau chaude pendant quelques secondes afin de dégager les bords. Après avoir soigneusement renversé le moule sur un plat de service, la gelée devrait se détacher sans problème. Si vous utilisez des plats individuels, vous pouvez les servir tels quels.

9. Avant de servir, coupez la gelée fruitée en formes appropriées, telles que des cubes ou des quartiers, à l'aide d'un couteau ou d'un emporte-pièce.

10. Savourez la douceur fruitée, revitalisante et succulente de cette gelée artisanale.

100. Cupcakes à la gousse de vanille

INGRÉDIENTS :

Farine de noix de coco (¼ tasse)

Farine d'amandes (2 tasses)

Bicarbonate de soude (½ cuillère à café)

2 cuillères à soupe de levure chimique

Sirop d'érable (¾ tasse)

Huile de coco (½ tasse)

Vanille en poudre biologique (1 cuillère à café)

Sel

4 œufs biologiques

PROCÉDURES :

1. Régler la température du four à 350 degrés Fahrenheit (175 degrés Celsius). Utiliser des caissettes en papier pour tapisser un moule à cupcakes.

2. La farine d'amande, le bicarbonate de soude, la levure chimique, la farine de coco, la vanille biologique en poudre et une pincée de sel doivent être mélangés dans un grand bol à l'aide d'un fouet.

3. Dans un autre récipient, mélanger soigneusement l'huile de coco fondue, les œufs biologiques et le sirop d'érable en fouettant les ingrédients jusqu'à ce qu'ils soient lisses.

4. Après avoir ajouté les composants humides aux composants secs, continuer à fouetter le mélange jusqu'à ce qu'il soit complètement lisse. Vérifiez qu'il n'y a pas de grumeaux.

5. La pâte doit être répartie de manière égale entre les moules à cupcakes préparés et chacun doit être rempli aux trois quarts environ.

6. Cuire les cupcakes pendant environ 18 à 20 minutes, ou jusqu'à ce qu'un cure-dent inséré au milieu d'un cupcake donne un résultat propre, après avoir placé la plaque à cupcakes dans un four qui a été réchauffé.

7. Sortir les cupcakes du four et les laisser reposer quelques minutes dans le moule avant de les déplacer sur une grille pour qu'ils finissent de refroidir complètement.

8. Une fois que les cupcakes ont eu le temps de refroidir, vous pouvez les glacer avec le glaçage de votre choix ou les manger tels quels.

9. Si vous souhaitez ajouter une touche festive aux cupcakes, n'hésitez pas à les garnir de paillettes, de fleurs comestibles ou de tout autre élément amusant.

10. Offrez à vos invités les délicieux cupcakes à la gousse de vanille et laissez-les savourer les subtiles saveurs de vanille et d'amande dans chaque bouchée.

101.   Croustillant pêche myrtille

Garniture :

Myrtilles (deux tasses)

5 pêches moyennes, coupées en tranches

Sucre de coco (2 cuillères à soupe)

¼ de cuillère à café de cardamome

Poudre d'arrow-root

Muscade moulue (¼ de cuillère à café)

Garniture :

Farine de riz brun (¼ tasse)

Flocons d'avoine sans gluten (2 tasses)

Poudre d'arrow-root (¼ tasse)

Cannelle moulue

Huile de coco (½ tasse)

Sel

Sirop d'érable (¼ tasse)

PROCÉDURES :

1. Mettez votre four à température (375 degrés Fahrenheit).

2. Positionner un bol en verre pour la cuisson.

3. Pour préparer la garniture, placer tous les ingrédients dans la cuvette destinée à la cuisson et bien les mélanger.

Pour la garniture :

1. Placer la farine de riz brun, la cannelle, les flocons d'avoine, la poudre d'arrow-root et le sel dans un bol et bien mélanger les ingrédients.

2. Après avoir ajouté le sirop d'érable et l'huile de coco fondue, remuez bien le mélange.

3. Laisser le nappage, qui se trouve maintenant sur les fruits, se détériorer.

4. Le croustillant doit être cuit pendant une quarantaine de minutes. A servir chaud.

CHAPITRE-1 1

Recettes végétariennes

102. Choux frisés grillés avec des œufs au plat

INGRÉDIENTS :

Fromage à la crème (deux cuillères à café)

Beurre non salé (4 cuillères à café)

Deux feuilles de chou frisé

Deux petits œufs

Poivre noir

Huile d'olive

Pain blanc (2 tranches)

Flocons de piment rouge

PROCÉDURES :

1. Mettez votre four à température (350 degrés Fahrenheit).

2. L'huile d'olive doit être massée dans les feuilles de chou frisé.

3. Les feuilles de chou frisé doivent être saupoudrées d'une pincée de poivre rouge concassé.

4. Placer les feuilles sur une assiette et les faire griller à haute température pendant une dizaine de minutes.

5. Retirer le chou frisé et le mettre à l'écart.

6. Étaler le beurre sur l'intérieur et l'extérieur du pain.

7. Il faut compter environ 3 minutes pour griller le pain de chaque côté.

8. Placer le pain sur le plateau, puis étaler le fromage frais sur les morceaux individuels.

9. Dans la même poêle où vous avez fait fondre le reste du beurre, commencez à faire cuire les œufs pendant environ quatre minutes.

10. Après un certain temps, terminez le pain en le garnissant d'un morceau de chou frisé croustillant et d'un œuf au plat.

11. Servir.

103.   Curry végétalien thaïlandais

INGRÉDIENTS :

Fécule de maïs

Huile d'olive

Ail haché (deux cuillères à café)

½ oignon, coupé en dés

Coriandre (½ cuillère à café)

Une carotte, coupée en dés

½ aubergine, coupée en dés

Deux cuillères à café de gingembre râpé

Un poivron rouge, coupé en dés

Bouillon de légumes préparé (1½ tasse)

Poudre de curry piquante (1 cuillère à soupe)

Une cuillère à café de cumin moulu

L'eau

Poivre de Cayenne

PROCÉDURES :

1. Faites chauffer l'huile dans un récipient de stockage assez grand.

2. L'oignon, le gingembre et l'ail doivent être cuits pendant environ trois minutes.

3. Ensuite, faire chauffer les carottes, l'aubergine et le poivron rouge pendant six minutes supplémentaires.

4. Après avoir ajouté la coriandre, le curry, le piment de Cayenne et le cumin, veillez à bien mélanger le tout.

5. Porter le curry à ébullition, puis baisser le feu.

6. Maintenir un léger frémissement pendant près d'une demi-heure.

7. Dans un très petit récipient, mélanger l'eau et la fécule de maïs.

8. Après avoir ajouté les ingrédients au curry et laissé bouillir pendant environ 5 minutes, servir.

104. Burgers au couscous

INGRÉDIENTS :

Coriandre hachée (2 cuillères à soupe)

Ail haché (1 cuillère à café)

Zeste de citron

Pois chiches en conserve (½ tasse)

Jus de citron pressé

Persil haché (2 cuillères à soupe)

Deux œufs

Couscous cuit (2½ tasses)

Huile d'olive

PROCÉDURES :

1. Placer la coriandre, le zeste de citron, le persil, les pois chiches et l'ail dans le bol d'un mixeur. Mixer les ingrédients jusqu'à ce qu'ils soient finement hachés.

2. Mettre le mélange dans un plat et mélanger les œufs et le couscous. Bien mélanger le tout.

3. Les placer au congélateur pendant une heure.

4. Mélanger le couscous avec les autres ingrédients et former quatre galettes.

5. Pour commencer à chauffer l'huile, placez-la dans une poêle.

6. Placer les galettes dans la poêle utilisée.

7. Préparer pendant environ cinq minutes de chaque côté au four.

8. Transférer les galettes cuites sur un plateau recouvert d'une serviette en papier.

9. Procéder de la même manière avec les deux autres galettes.

105.   Linguine au basilic

INGRÉDIENTS :

Huile d'olive

Poivre noir moulu

Parmesan allégé (quatre cuillères à café)

Linguine non cuites (8 onces)

Poivrons rouges grillés, hachés (1 tasse)

½ oignon, haché

Flocons de piment rouge

Basilic râpé (¼ tasse)

Ail haché (2 cuillères à café)

Vinaigre (1 cuillère à café)

PROCÉDURES :

1. Faire chauffer l'huile d'olive à feu moyen dans une grande poêle ou un wok.

2. Faire cuire l'oignon pendant deux à trois minutes, ou jusqu'à ce qu'il perde sa couleur crue et devienne translucide.

3. Ajouter le gingembre et l'ail et laisser mijoter pendant une minute supplémentaire, en remuant constamment, jusqu'à ce qu'ils soient parfumés.

4. Mettre les aubergines en dés, les haricots verts et les carottes coupées en rondelles. Mettre les légumes au four pendant 5 minutes, de manière à ce qu'ils soient à peine tendres.

5. Faire cuire les petits pois pendant 2 minutes supplémentaires après les avoir ajoutés à la poêle.

6. Pour faire de la place au milieu de la poêle, déplacer les légumes d'un côté.

7. Ajouter le riz cuit et refroidi et un peu d'huile d'olive dans l'emplacement vacant. Remuer et faire frire le riz pendant environ 5 minutes, en brisant les éventuels grumeaux à l'aide d'une spatule, jusqu'à ce qu'il soit bien cuit et légèrement croquant.

8. Mélanger le riz chaud avec les légumes préparés précédemment dans la poêle.

9. Après deux ou trois minutes de mijotage supplémentaires, ajouter la coriandre hachée et laisser les saveurs se mélanger.

10. Retirer le riz frit végétalien du feu et le servir immédiatement avec de la coriandre en option sur le dessus.

11. Le riz frit végétalien convient parfaitement comme plat principal ou comme plat d'accompagnement avec vos sources de protéines végétales préférées comme le tofu.

12. Vous pouvez adapter la recette à votre goût en ajoutant plus ou d'autres légumes, des épices ou des sauces.

106. Mac au fromage cuit au four

INGRÉDIENTS :

Beurre

½ oignon, haché

Huile d'olive

¼ tasse de lait de riz

Poivre de Cayenne

Fromage à la crème (1 tasse)

Moutarde sèche

Macaronis cuits (3 tasses)

Poivre noir

Ail, émincé

PROCÉDURES :

1. Préparer le four en le chauffant à 375 degrés Fahrenheit.

2. Après avoir enduit un bol de beurre et l'avoir mis de côté, vous pouvez préparer le bol pour la cuisson.

3. L'huile d'olive doit être chauffée à feu doux dans une casserole.

4. La cuisson de l'ail et de l'oignon pendant environ trois minutes devrait suffire.

5. Une fois que le fromage, le poivre noir, le poivre de Cayenne, la moutarde et le lait ont été bien mélangés et ont atteint une consistance lisse, le mélange doit être servi.

6. Ajouter ensuite les macaronis cuits et bien mélanger le tout avant de servir.

7. Le mélange doit être étalé uniformément dans le bol de cuisson avant d'être mis au four.

8. Préparer à une température de 350 degrés pendant environ 15 minutes.

107.   Riz frit végétalien

INGRÉDIENTS :

Riz cuit

Huile d'olive

½ tasse de petits pois

½ oignon, haché

Carottes en tranches (1 tasse)

Coriandre hachée (2 cuillères à soupe)

½ tasse de haricots verts

Gingembre râpé (une cuillère à soupe)

Ail, émincé (deux cuillères à café)

Aubergines, hachées (½ tasse)

PROCÉDURES :

1. Dans une poêle ou un wok, faire chauffer l'huile d'olive à feu moyen.

2. Faire cuire l'oignon pendant deux à trois minutes, ou jusqu'à ce qu'il perde sa couleur crue et devienne translucide.

3. Mélanger l'ail et le gingembre et laisser mijoter pendant deux minutes, en remuant constamment, jusqu'à ce qu'ils soient parfumés.

4. Mettre les aubergines en dés, les haricots verts et les carottes coupées en rondelles. Mettre les légumes au four pendant 5 minutes, de manière à ce qu'ils soient à peine tendres.

5. Faire cuire les petits pois pendant 2 minutes supplémentaires après les avoir ajoutés à la poêle.

6. Pour faire de la place au milieu de la poêle, déplacer les légumes d'un côté.

7. Ajouter le riz cuit et refroidi et un peu d'huile d'olive dans l'emplacement vacant. Faire revenir le riz en remuant pendant environ 5 minutes, en brisant les éventuels grumeaux à l'aide d'une spatule, jusqu'à ce qu'il soit bien cuit et légèrement croquant.

8. Mélanger le riz chaud avec les légumes préparés précédemment dans la poêle.

9. Ajouter la coriandre hachée et reprendre la cuisson pendant deux à trois minutes pour laisser les saveurs se combiner.

10. Retirer le riz frit végétalien du feu et le servir immédiatement avec de la coriandre (facultatif) sur le dessus.

11. Vos protéines végétales préférées, comme le tofu, se marient bien avec le riz frit végétalien, qui peut être servi comme accessoire ou comme plat principal.

12. Vous pouvez adapter la recette à votre goût en ajoutant plus ou d'autres légumes, des épices ou des sauces.

108. Courge spaghetti farcie au boulgour

Pour la courge :

Deux courges spaghetti

Poivre noir moulu

Huile d'olive (1 cuillère à café)

Pour la garniture :

Ail (une cuillère à café)

Huile d'olive

½ citron pressé

½ oignon, coupé en dés

Cumin moulu (½ cuillère à café)

Canneberges (½ tasse)

Carotte, hachée (½ tasse)

Boulgour cuit (1 tasse)

Coriandre moulue

Thym haché (une cuillère à café)

Préparer la courge :

1. Assurez-vous que votre four est préchauffé à 350 degrés Fahrenheit.

2. Recouvrir une plaque à pâtisserie de papier sulfurisé et de papier d'aluminium, puis la mettre au four.

3. Frotter les surfaces tranchées de la courge avec de l'huile dans un mouvement doux.

4. Saupoudrez-les de poivre noir, puis placez-les sur le papier sulfurisé.

5. Mettez-les au four pendant environ une demi-heure.

6. Sortir du four et retourner les morceaux de courge de l'autre côté.

7. Retirer environ la moitié de la viande de chaque côté, en laissant environ un demi-pouce autour des bords.

Préparer la garniture :

1. Faites chauffer de l'huile d'olive dans la poêle que vous utilisez.

2. Ajouter les canneberges, l'ail, la carotte et l'oignon.

3. Préparer les aliments pendant environ six minutes.

4. Placer les légumes préparés à côté de la courge dans le bol.

5. Après avoir ajouté le cumin, le thym et la coriandre, mélanger le tout.

6. Après un certain temps, le boulgour cuit et le jus de citron doivent être bien mélangés.

7. Dans chacune des moitiés de courge, étaler la garniture.

8. Enfourner et cuire pendant une quinzaine de minutes.

9. Servir immédiatement après la cuisson.

109.   Salade de riz

INGRÉDIENTS :

Vinaigre (65ml)

300 g de riz cuit

Mayonnaise

15 g de chutney

Poivre vert (100g)

Pêches (125g)

Oignon, haché (120)

Poivrons en dés

Poudre de curry (3g)

10g de sucre

PROCÉDURES :

1. Le riz cuit, les poivrons en dés, le concombre en dés, les tomates cerises coupées en deux, les olives noires en tranches, l'oignon rouge haché, le persil haché et la feta émiettée doivent être mélangés dans un grand plat à mélanger.

2. Pour préparer la vinaigrette, mélanger l'ail haché, le sel et le poivre dans un petit bol avec le jus de citron et l'huile d'olive extra vierge.

3. La combinaison de riz et de légumes sera également enrobée lorsque vous verserez la vinaigrette dessus et que vous mélangerez délicatement.

5. Si nécessaire, goûter et rectifier l'assaisonnement.

6. Envelopper le bol dans un film plastique et le laisser refroidir au réfrigérateur pendant au moins une demi-heure pour que les saveurs se combinent et deviennent plus prononcées.

7. Pour répartir uniformément la vinaigrette avant de servir, mélanger délicatement la salade.

8. Servir la salade de riz comme en-cas ou comme plat d'accompagnement frais.

9. Pour plus de saveur et de présentation, vous pouvez également ajouter du persil haché et de la feta émiettée en guise de garniture.

10. Savourez les couleurs, les textures et les goûts de cette délicieuse salade de riz !

11. S'il y a des restes, les placer dans une boîte hermétique et les conserver au réfrigérateur jusqu'à deux jours.

110.   Choux de Bruxelles avec sauce

INGRÉDIENTS :

Poivre noir

Gousses d'ail

Huile de tournesol (30ml)

Sucre

Oignon, haché (30g)

Tomates, coupées en morceaux (300g)

50 g de poivron vert, haché

Choux de Bruxelles cuits (160g)

PROCÉDURES :

1. L'huile de tournesol doit être chauffée à feu moyen dans une casserole de taille appropriée.

2. Faire tomber du sucre dans l'huile et le laisser caraméliser un peu.

3. Mélanger l'oignon et le poivron vert hachés dans la poêle et les faire revenir à température modérée jusqu'à ce qu'ils soient bruns et tendres.

4. Les gousses d'ail doivent être émincées et ajoutées à la poêle. Ajouter une minute de plus pour obtenir le maximum d'arôme.

5. Dans un saladier, mélanger les tomates coupées en morceaux avec du poivre noir nouveau. Réduire la flamme à feu doux et laisser la sauce descendre pendant une dizaine de minutes pour permettre aux épices de se mélanger.

6. Pendant que la sauce mijote, couper les extrémités des choux de Bruxelles et jeter les feuilles extérieures qui semblent flétries ou cassées.

7. Les choux de Bruxelles doivent être bien cuits mais encore un peu croquants ; ils doivent donc être cuits à la vapeur ou à l'eau. Retirer l'eau accumulée.

8. Remuer les choux de Bruxelles dans la sauce jusqu'à ce qu'ils soient bien couverts.

9. Laisser les choux de Bruxelles au four pendant 5 minutes supplémentaires afin qu'ils s'imprègnent davantage de la saveur de la sauce.

Essayez-le et assaisonnez-le si vous pensez qu'il en a besoin.

10. Placer les choux de Bruxelles et leur sauce dans un plat de service ou dans des assiettes individuelles.

11. Utilisez-le comme plat principal végétarien rassasiant ou comme plat d'accompagnement savoureux.

12. Les tendres choux de Bruxelles sont accompagnés d'une sauce savoureuse et légèrement sucrée dans ce plat délicieux.

111.Sauté de tofu

Pour le tofu :

Ail haché (1 cuillère à café)

Jus de citron pressé

Gingembre râpé (1 cuillère à café)

Flocons de piment rouge

Tofu extra-ferme (5 onces)

Pour le sauté :

Huile d'olive

Haricots verts

Poivre rouge coupé en julienne

Fleurons de chou-fleur (½ tasse)

Riz blanc, cuit (2 tasses)

Carottes coupées en fines tranches (½ tasse)

Préparer le tofu :

1. Dans un bol peu profond, mélanger le poivre rouge écrasé, l'ail, le jus de citron et le gingembre.

2. Au bout d'un moment, émietter le tofu et le mélanger.

3. Placer le bol au réfrigérateur et laisser mariner les ingrédients pendant environ deux heures.

Préparer le sauté :

1. Commencez par chauffer l'huile dans la poêle que vous utilisez.

2. La cuisson du tofu doit durer environ 8 minutes.

3. Ajouter ensuite les bouquets de chou-fleur et les carottes, et poursuivre la cuisson pendant environ 5 minutes, en remuant constamment.

4. Cuire encore trois minutes après avoir ajouté les haricots verts et le poivron rouge.

5. Accompagnez-les de riz blanc cuit à la vapeur.

112. Frittata aux blancs d'œufs avec des pennes

INGRÉDIENTS :

¼ tasse de lait de riz

Six blancs d'œufs

Persil haché (1 cuillère à soupe)

Huile d'olive

Ciboulette hachée

Thym (1 cuillère à café)

Poivre noir

¼ oignon, haché

½ tasse de poivron rouge, cuit

Ail haché (1 cuillère à café)

Penne cuites (2 tasses)

PROCÉDURES :

1. Préparez votre four à une température de 350 degrés Fahrenheit.

2. Dans un grand plat, mélanger le lait de riz, le poivre, la ciboulette, le persil, les blancs d'œufs et le thym, puis bien fouetter le mélange.

3. Mettre l'huile dans une cocotte profonde et la porter à température.

4. Après un certain temps, mélanger le poivron rouge, l'ail et l'oignon et poursuivre la cuisson pendant quatre minutes.

5. Il ne vous reste plus qu'à mettre les pennes cuites dans la casserole et à utiliser un couteau ou une spatule pour répartir uniformément les pâtes dans la casserole tout en les remuant.

6. Après avoir étalé le mélange d'œufs sur les spaghettis, secouez-les bien.

7. Pour terminer la préparation de la frittata, placer la poêle sur feu moyen pendant au moins une minute.

8. L'étape suivante consiste à transférer le moule au four. Faites cuire la frittata au four pendant environ 25 minutes.

9. Sortez-les du four et jetez-les.

10. Servir immédiatement après la cuisson.

UN PLAN ALIMENTAIRE DE 28 JOURS

Nous allons maintenant vous proposer un programme de repas sur 28 jours. Alors, c'est parti !

1ST SEMAINE	2ND SEMAINE	3RD SEMAINE	4TH SEMAINE
JOUR-1	**JOUR-8**	**JOUR 15**	**JOUR-22**
PETIT DÉJEUNER : Coquilles d'œufs au four **DÉJEUNER :** Choux frisés grillés avec des œufs au plat **DINER :** Flocons d'avoine cuits au four à la pomme et à la cannelle	**PETIT DÉJEUNER :** Croustillant aux myrtilles **DÉJEUNER :** Crostini de poitrine de poulet **DINER :** Choux de Bruxelles avec sauce	**PETIT DÉJEUNER :** Pudding de chia à la noix de coco et à la mangue **DÉJEUNER :** Soupe aux poires, céleri-rave et panais **DINER :** Cupcakes à la gousse de vanille	**PETIT DÉJEUNER :** Mac au fromage cuit au four **DÉJEUNER :** Crostini de poitrine de poulet **DINER :** Frittata aux blancs d'œufs avec des pennes
JOUR 2	**JOUR-9**	**JOUR 16**	**JOUR-23**
PETIT DÉJEUNER : Poulet persan spécial **DÉJEUNER :** Soupe au riz et au bœuf **DINER :** Frittata aux blancs d'œufs avec des pennes	**PETIT DÉJEUNER :** Pudding de chia à la noix de coco et à la mangue **DÉJEUNER :** Soupe aux poires, céleri-rave et panais **DINER :** Courge spaghetti farcie au boulgour	**PETIT DÉJEUNER :** Coquilles d'œufs au four **DÉJEUNER :** Linguine avec sauce au basilic. **DINER :** Flocons d'avoine cuits au four à la pomme et à la cannelle	**PETIT DÉJEUNER :** Pudding de chia à la noix de coco et à la mangue **DÉJEUNER :** Soupe aux poires, céleri-rave et panais **DINER :** Sauté de tofu
JOUR-3	**JOUR-10**	**JOUR 17**	**JOUR-24**
BREAKFAST: Jus à haute teneur en crucifères **DÉJEUNER :** Soupe aux poires, céleri-rave et panais **DINER :** Biscuit fudge	**PETIT DÉJEUNER :** Crêpes cuites à la poêle **DÉJEUNER :** Saumon grillé en croûte d'herbes **DINER:** Salade de riz	**PETIT DÉJEUNER:** Omelette à la pêche **DÉJEUNER :** Soupe au poulet et aux légumes **DINER :** Salade de riz	**PETIT DÉJEUNER :** Coquilles d'œufs au four **DÉJEUNER :** Wrap méditerranéen **DINER :** Poisson aux haricots et aux herbes vertes

JOUR-4	JOUR-11	JOUR 18	JOUR 25
PETIT DÉJEUNER : Coquilles d'œufs au four **DÉJEUNER :** Choux frisés grillés avec des œufs au plat **DINER :** Ragoût de chou aux herbes	**PETIT DÉJEUNER :** Smoothie à l'ananas et aux myrtilles **DÉJEUNER :** Soupe de bœuf rôti **DINER :** Croustillant pêche myrtille	**PETIT DÉJEUNER :** Mac au fromage cuit au four **DÉJEUNER :** Crostini de poitrine de poulet **DINER :** Choux de Bruxelles avec sauce	**PETIT DÉJEUNER :** Parfait festif aux baies **DÉJEUNER :** Crêpes farcies au yaourt et aux baies **DINER :** Burgers au couscous
JOUR 5	**JOUR-12**	**JOUR 19**	**JOUR-26**
PETIT DÉJEUNER : L'omelette du Beach Boy **DÉJEUNER :** Soupe au poulet et aux légumes **DINER :** Salade de fruits	**PETIT DÉJEUNER :** Smoothie à l'ananas et aux myrtilles **DÉJEUNER :** Soupe de bœuf rôti **DINER :** Croustillant pêche myrtille	**PETIT DÉJEUNER :** Coquilles d'œufs au four **DÉJEUNER :** Choux frisés grillés avec des œufs au plat **DINER :** Poisson aux haricots et aux herbes vertes	**PETIT DÉJEUNER :** Crêpes cuites à la poêle **DÉJEUNER :** Saumon grillé en croûte d'herbes **DINER :** Riz frit végétalien
JOUR 6	**JOUR 13**	**JOUR 20**	**JOUR-27**
PETIT DÉJEUNER : Sandwich aux saucisses et aux œufs **DÉJEUNER :** Soupe aux poires, céleri-rave et panais **DINER :** Chips de betteraves grillées	**PETIT DÉJEUNER :** Pudding de maïs **DÉJEUNER :** Choux frisés grillés avec des œufs au plat **DINER :** Porc grillé	**PETIT DÉJEUNER :** Smoothie à l'ananas et aux myrtilles **DÉJEUNER :** Soupe de chou-fleur au curry **DINER :** Pudding à la mangue	**PETIT DÉJEUNER :** Poulet persan spécial **DÉJEUNER :** Crostini de poitrine de poulet **DINER :** Frittata aux blancs d'œufs avec des pennes
JOUR-7	**JOUR 14**	**JOUR-21**	**JOUR 28**
PETIT DÉJEUNER : Parfait festif aux baies **DÉJEUNER :** Saumon grillé en croûte d'herbes **DINER :** Burgers au couscous	**PETIT DÉJEUNER :** Smoothie à l'ananas et aux myrtilles **DÉJEUNER :** Saumon grillé en croûte d'herbes **DINER :** Burgers au couscous	**PETIT DÉJEUNER :** Jus à haute teneur en crucifères **DEJEUNER :** Soupe aux poires, céleri-rave et panais **DINER :** Chips de betteraves grillées	**PETIT DÉJEUNER :** Pudding de maïs **DÉJEUNER :** Choux frisés grillés avec des œufs au plat **DINER :** Poisson aux haricots et aux herbes vertes

CONCLUSION

Un régime alimentaire adapté à la maladie rénale chronique est essentiel pour contrôler les symptômes de la maladie et ralentir sa progression. Limiter les protéines, le sodium et le potassium et inclure une variété d'aliments sains dans votre alimentation peut soutenir la fonction rénale et prévenir les complications associées à l'insuffisance rénale chronique. Si vous souffrez d'une maladie rénale chronique, il est important de consulter un diététicien agréé pour mettre au point un régime alimentaire adapté à vos besoins et objectifs spécifiques. Grâce à une alimentation appropriée et à des changements de mode de vie, vous pouvez vivre pleinement et sainement avec une maladie rénale chronique.

The CKD Diet Cookbook for Newly Diagnosed Patients fournit des informations complètes. Il explique la nature de l'IRC, décrit les restrictions alimentaires nécessaires à la prise en charge de l'IRC et fournit un ensemble complet d'outils pour la préparation des repas, notamment des listes de courses, des menus et des conseils pour l'adaptation des recettes. Une grande variété d'aliments savoureux et sains peut aider les patients nouvellement diagnostiqués à comprendre que le régime rénal n'est pas une condamnation à mort des repas copieux et des goûts familiers, mais une excellente occasion de découvrir une nouvelle façon de manger qui ralentit la progression de la maladie.

Prendre soin de sa santé et de sa nutrition est essentiel pour se sentir mieux au quotidien. Nous vous recommandons de consulter un diététicien ou un autre professionnel de la santé qualifié pour déterminer votre apport quotidien en nutriments essentiels tels que le potassium, les protéines, le phosphore, le sodium et les liquides. Ils peuvent également vous conseiller sur la taille des portions et vous expliquer l'importance de lire les étiquettes des produits alimentaires pour prendre des décisions éclairées.

J'espère qu'après avoir lu ce livre, vous saurez quels sont les aliments dont vous avez besoin en fonction de votre situation. Enfin, si vous aimez mon livre, faites défiler la page et donnez votre avis.

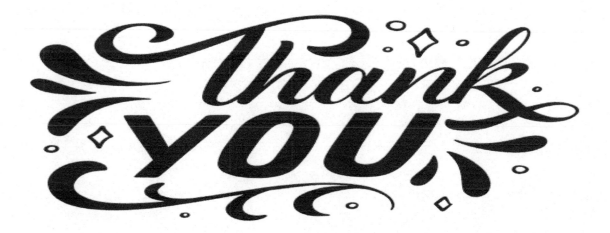

Made in the USA
Las Vegas, NV
02 January 2025

15771306R00066